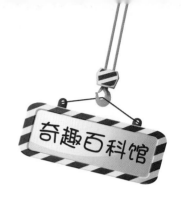

奇趣百科馆

人体探秘

RENTI TANMI

九色麓 主编

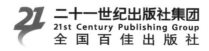
U0340835

21 二十一世纪出版社集团
21st Century Publishing Group
全国百佳出版社

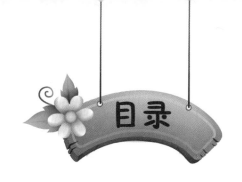

目录

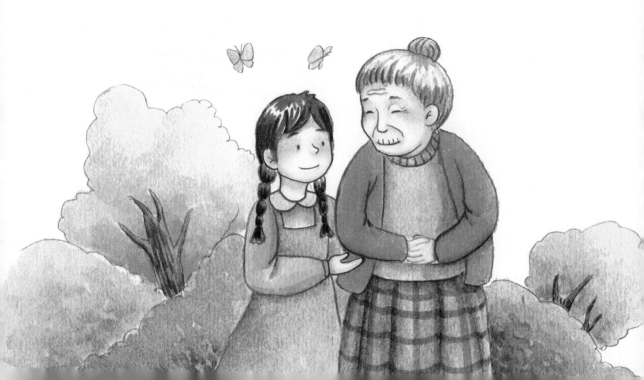

第一章

生命的奇迹

生命的诞生就是奇迹，因为每个人都是由一个受精卵发展而来！受精卵很小很小，它先生长，然后分裂，最后成为一个生命！

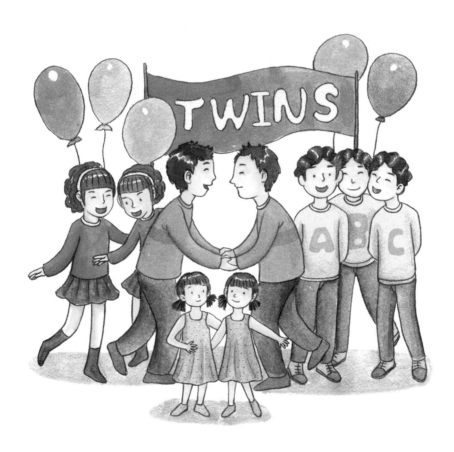

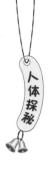

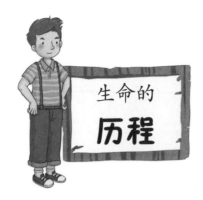

生命的 **历程**

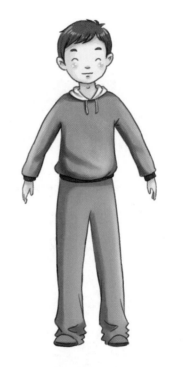

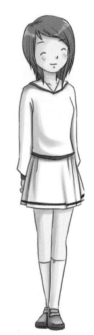

小朋友，你现在是充满好奇的幼年，还是天真无邪的少年？不管怎样，你还会经历成熟理智的成年，最后进入充满智慧的老年。

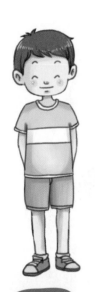

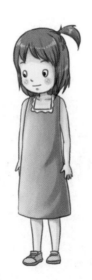

少年

精力充沛、想象力丰富，可能还有点儿小叛逆。这时候，身体会迅速生长，生殖器官发育并逐渐成熟，第二性特征表现出来。

幼年

对世界充满了好奇，总想知道"这是什么""这是为什么"。

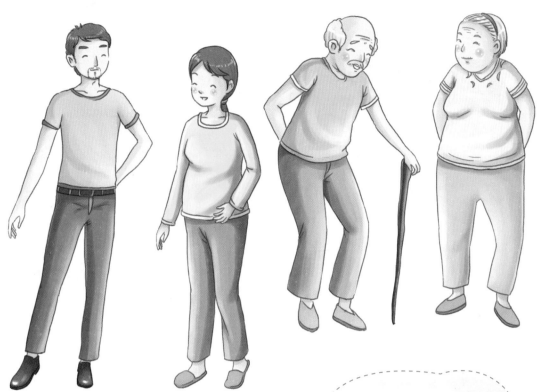

成年

成年在人生中占很长的一段时间，我们学习、工作，变得成熟、理智，形成了自己的世界观和价值观，并开始孕育下一代。

老年

进入老年阶段，我们身体的各项机能开始衰退，黑发慢慢变成白发，脸上有了皱纹，动作也变得缓慢，拐杖可能成了我们的好朋友。

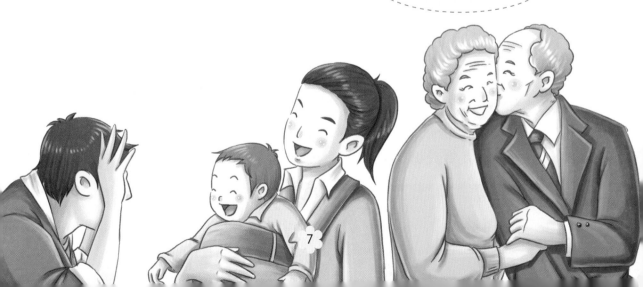

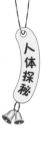

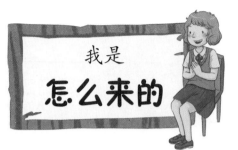

我是怎么来的

我们是从哪儿来的呢？很多小朋友去问妈妈，可是得到的答案各不相同——"你是充话费送的""你是垃圾桶里捡的"……其实，我们都是从妈妈的肚子里出来的。

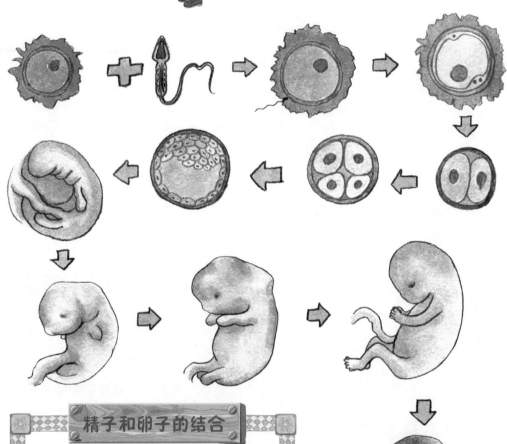

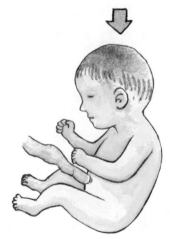

精子和卵子的结合

爸爸的身体里有许多精子，它们长得像蝌蚪一样；妈妈的身体里有很多卵细胞，但每月只有一两个会成熟。当精子遇见了成熟的卵子，就形成了受精卵。受精卵在妈妈的肚子里长大，发育成小宝宝。

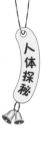

"我这么大，妈妈的肚子怎么装得下？"你是不是有这样的疑问？现在，就让我们去看看吧。

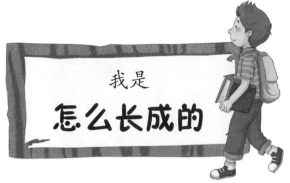

我是
怎么长成的

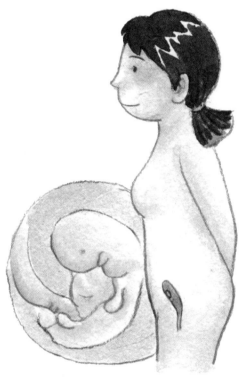

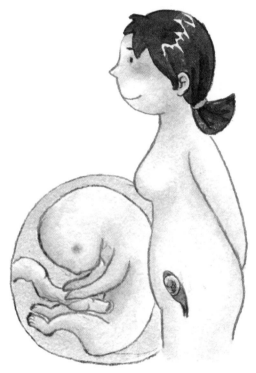

1～2月

受精卵形成后的第 1 个月，胚胎开始形成，它在子宫中就像苹果的种子一样大小。

第 2 个月，心脏开始形成并跳动，全身血液开始循环，头、口、眼睛、耳朵、手脚等开始形成。

3～4月

第 3 个月，指甲开始形成，还能对一些刺激做出反应。

第 4 个月，已经能看出小宝宝的性别了。

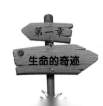

第一章
生命的奇迹

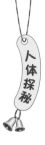

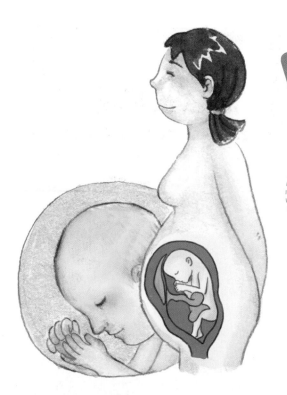

5~7月

第5个月，身上长出胎毛，神经也开始发育。

第6个月，会挥拳和踢腿了。

第7个月，器官基本发育完成。

8~10月

第8个月，皮下脂肪长出来了，为适应外面的世界做好了准备。

第9个月，对来自母体外的光有了反应。

第10个，已经发育成熟，可以离开妈妈的肚子了。

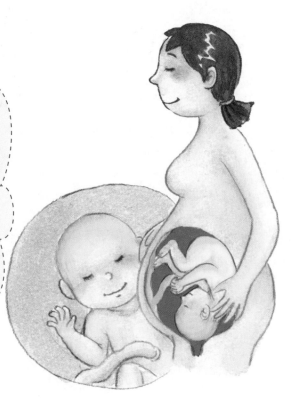

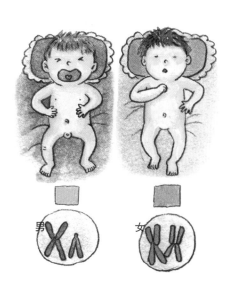

遗传和基因

有的小朋友长得像爸爸，有的小朋友长得像妈妈，这是怎么回事呢？这就是遗传在起作用。

遗传的秘密

科学家研究发现，人类遗传的秘密在于人体细胞的染色体，那里储存着遗传信息。

人是由无数细胞组成的，大部分细胞里都有 23 对染色体，其中 1 对是性染色体，决定人的性别。男性的性染色体为 XY，女性的性染色体为 XX。遗传，就是靠这些染色体。

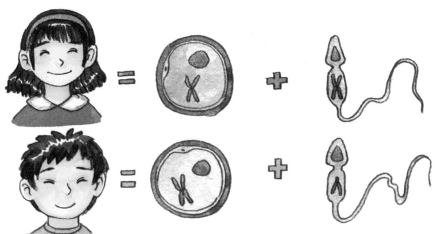

第一章
生命的奇迹

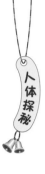

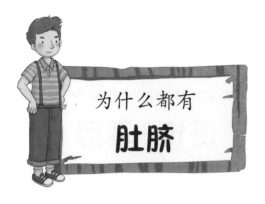

为什么都有
肚脐

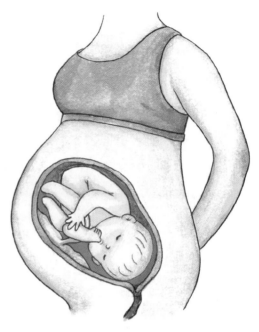

让我们看看自己的肚皮，是不是上面都有一个小洞洞？这个洞洞就是肚脐。为什么每个人都有肚脐呢？

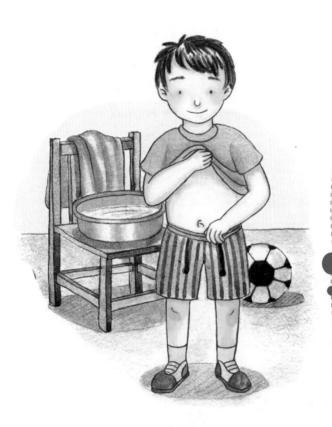

肚脐的作用

我们在妈妈肚子里的时候，不能自己呼吸和吃东西，只能通过脐带从妈妈的身体里获取氧气和营养。宝宝产生的废物，也会通过脐带送到妈妈体内，然后再排出来。

当宝宝出生时，医生会剪断脐带。脐带脱落之后，肚子上就有了肚脐。

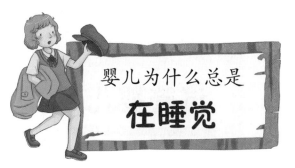

婴儿为什么总是在睡觉

刚出生的小宝宝最喜欢睡大觉了，似乎总是睡不够。据统计，他们每天要睡超过18个小时，是名副其实的"睡觉大王"。

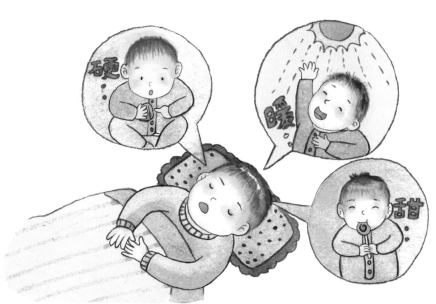

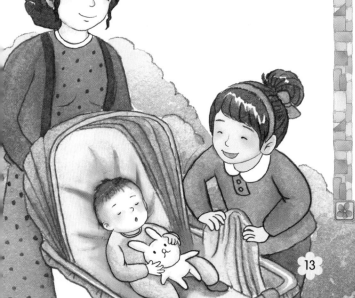

好睡眠，作用大

对于小宝宝来说，睡觉是他们整理外界诸多信息的过程，比如"糖果是甜的"，下次他就会伸手向你要糖吃了。除此之外，生长发育同样需要睡眠。如果睡眠不足，小宝宝就会发育不良。

13

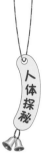

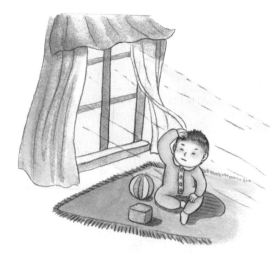

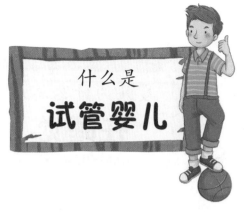

什么是 试管婴儿

我们经常听说"试管婴儿"，难道"试管婴儿"是在试管中培育小宝宝吗？当然不是这样的。

试管婴儿

　　"试管婴儿"并不是在试管里长大的婴儿，而是从妈妈体内取出卵子，在实验室里让它们和爸爸的精子结合，形成受精卵，并且进行早期胚胎培养。然后，再将胚胎转移到妈妈的子宫内，在子宫中孕育成为小宝宝。

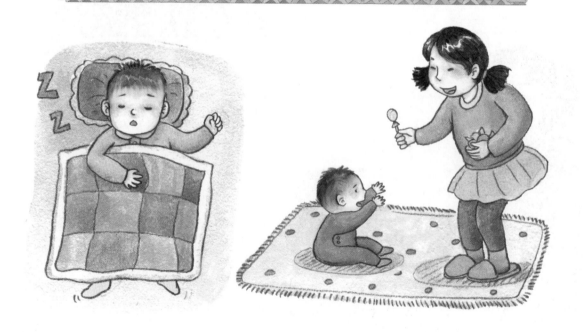

双胞胎都长得很像吗？如果你身边双胞胎多的话，你就可能发现，有的双胞胎长得很像，而有的双胞胎有很大的不同，这是为什么呢？

双胞胎也分为两种，一种是同卵双胞胎，这种双胞胎长得很像；一种是异卵双胞胎，这种双胞胎长得就有些不同了。

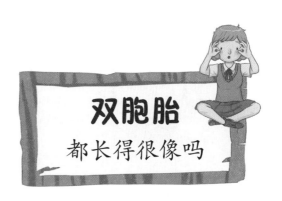

双胞胎
都长得很像吗

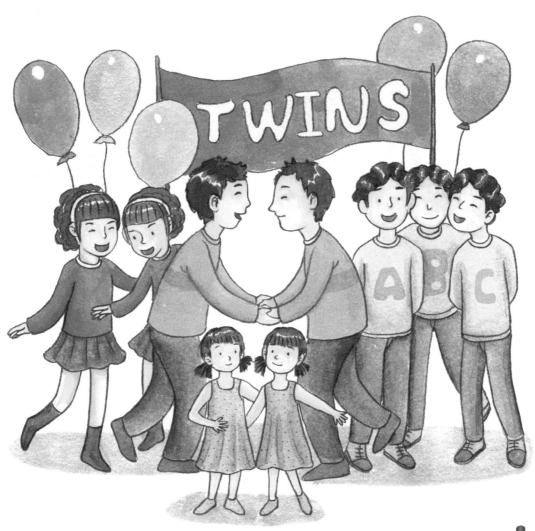

第一章
生命的奇迹

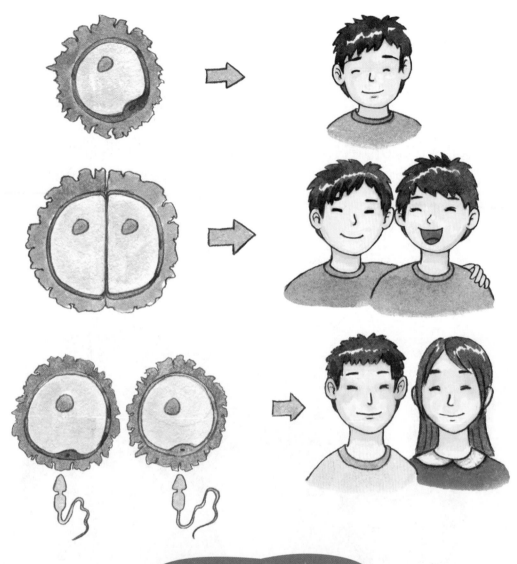

同卵双胞胎和异卵双胞胎

　　有时候，爸爸的精子和妈妈的卵子结合形成受精卵之后，受精卵在发育过程中由一个变成两个，于是就有了两个受精卵，形成同卵双胞胎。

　　有时候，妈妈居然一下子产生了两个卵子，而爸爸的两个精子又正好分别和它们相遇了，于是就有了两个不同的受精卵，形成异卵双胞胎。

第二章
神秘的感官世界

　　"眼观六路，耳听八方"这句俗语指出了眼睛和耳朵的主要功能。除此之外，鼻子、舌头、皮肤等器官同样重要，因为鼻子能闻到气味，舌头可以品尝味道，皮肤能感知温度、材质等。

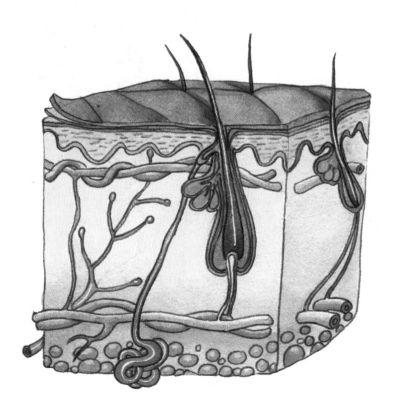

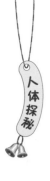

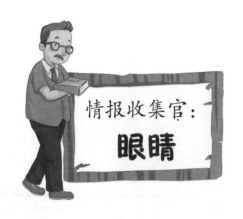

情报收集官：
眼睛

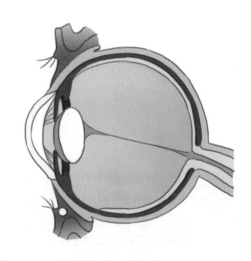

"上边毛，下边毛，中间一粒黑葡萄。"你知道它的谜底是什么吗？没错，谜底就是我们的眼睛——人的感光器官。我们能够看见蓝天白云、青山绿水，看见这美丽的世界，都是眼睛的功劳。

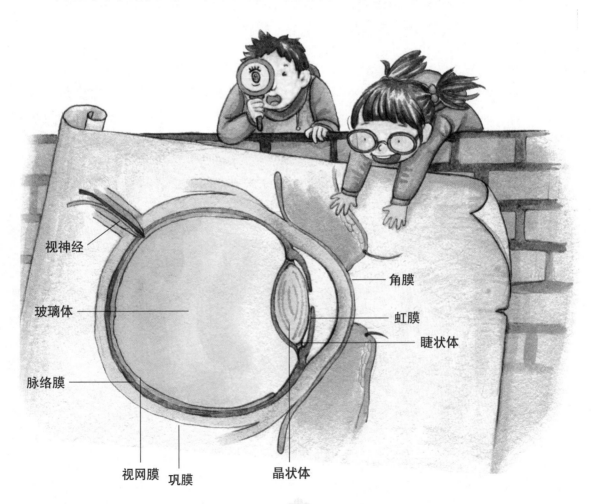

视神经

玻璃体

脉络膜

视网膜　巩膜

角膜

虹膜

睫状体

晶状体

眼睛的结构

人的眼睛近似球形。眼球包括眼球壁、内容物、神经、血管等组织。眼球壁分为外、中、内三层。外层由角膜、巩膜组成，其中巩膜俗称"眼白"；中层有丰富的色素和血管，包括虹膜、睫状体和脉络膜。内层是视网膜。眼内容物包括房水、晶状体和玻璃体。

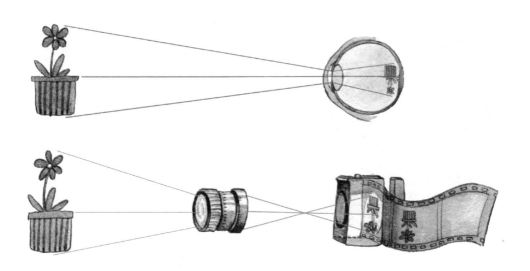

在"拍照"的眼睛

眼睛工作时，很像照相机在拍照。眼球的表面包裹着一层无色透明的膜——角膜，角膜里面有一个透明的晶体，相当于照相机的镜头；瞳孔调节光线的强度，相当于照相机的光圈；视网膜则是形成影像的"胶卷"，在接收到光的刺激信号后，会"通知"视觉神经，把"看到"的一切信息传输到大脑的视觉中心。这样，我们就看见外界事物的形象和色彩了。

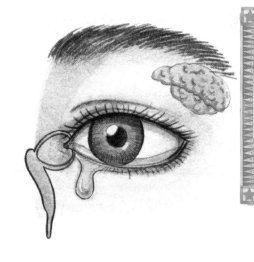

会流泪的眼睛

　　我们的眼睛里边有一个制造眼泪的"小工厂"——泪腺。眼泪除了能让我们的情绪得到发泄之外，还能清洁眼睛、排出眼中的异物。

眼睛和照相机的不同

　　照相机的光圈和我们眼睛里的虹膜相似，都可以控制光线的进入。眼睛和照相机的镜头都会产生颠倒的物像，但我们的眼睛所看到事物在大脑的帮助下，能把物像变成正的，并且使物像产生立体感，而照相机却不行。

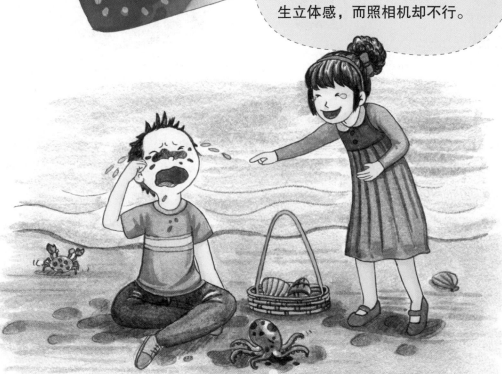

打哈欠时会流眼泪

　　泪腺在不停地制造包裹着眼球的眼泪，这些眼泪在我们眨眼的一刹那会被吸到眼泪的"下水道"——鼻泪管里去。因此，平时我们才不会"以泪洗面"。但是，我们在打哈欠的时候嘴张得很大，鼻泪管附近的肌肉瞬间收缩，堵住了鼻泪管，"下水道"不通，眼泪流不下去，就会从眼睛里流出来。此外，大笑、咳嗽、呕吐时也会发生这种尴尬的情况。

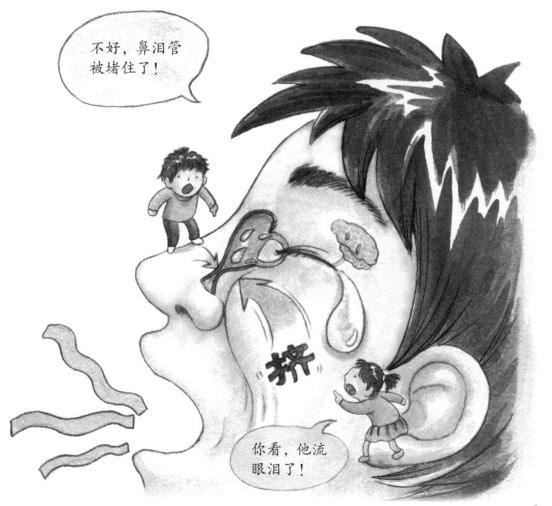

第二章

神秘的感官世界

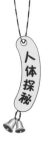

眼泪的味道

当眼泪流进嘴里时，你会发现，它竟然是咸的！因为我们吃的食物中含有的盐分，一部分被我们的身体吸收，一部分就随着人体的排泄物排出体外，流眼泪就是排出体外的一种方式。

你可别小看眼泪中的盐分，它还能保护我们的眼睛呢！

什么是沙眼

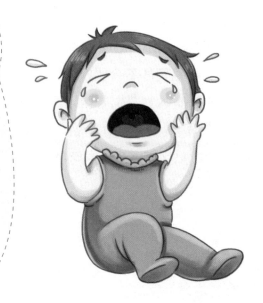

沙眼是一种眼部疾病，由一种叫"沙眼衣原体"的细菌感染引起的。如果得了沙眼，眼皮上会长出一粒粒像沙子一样的小疙瘩。沙眼早期，眼睛会出现怕光、流泪、发痒的症状。严重时会使睫毛向内生长，摩擦角膜，影响视力。

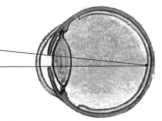

光线在视网膜上成像

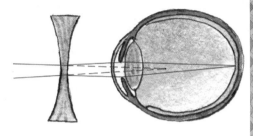

光线通过凹透镜在视网膜上成像

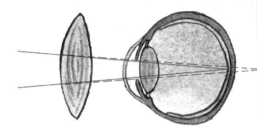

光线通过凸透镜在视网膜上成像

为什么看东西会模糊

物体折射的光线通过角膜和晶状体进入我们的眼睛，晶状体就像一面凸透镜，起到调节光线的作用。正常的晶状体能使光线正好落在视网膜上。这时，我们就能看清物体。

然而，当晶状体失去调节功能时，进入眼睛的光线就不能恰好落在视网膜上，所以看东西就模糊起来了。

你的主导眼是哪只

我们一起来做个游戏：先注视一个固定点，然后闭上左眼，用手指向这个固定点。再睁开左眼，双目一直盯着那个点。如果你的手指还指着那个固定点，那么你的主导眼就是右眼。否则，主导眼就是左眼。

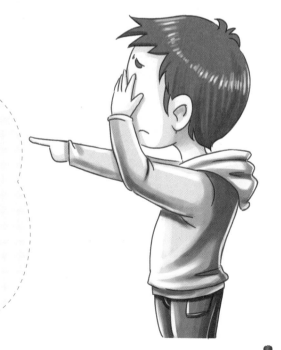

第二章
神秘的感官世界

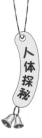

眨呀眨眼睛

每隔 4～5 秒，我们就会眨一次眼睛。这是因为我们要通过眨眼来让视网膜休息一下。

另外，经常眨眼睛还可以促使泪腺分泌出眼泪，泪液既能让我们的眼睛保持湿润，还起到清洁眼球的作用。

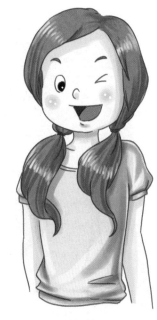

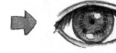

光线较强时，瞳孔会缩小

光线较弱时，瞳孔会放大

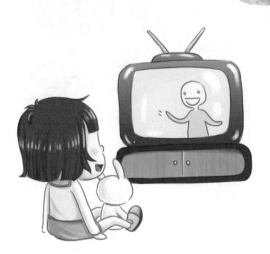

近视的由来

有的近视是遗传自爸爸妈妈，有的近视则是由自己平时生活中的坏习惯引起的，比如躺着看书、长时间看电视或玩电脑等。

为什么眼睛不会觉得冷

　　寒风呼啸时，我们常常被冻得手脚冰凉、鼻子通红，但是为什么眼睛不怕冷？

　　眼睛对外界的刺激非常敏感，哪怕是一颗小小的沙子进入眼睛，人们都能立即感觉到。但是由于眼睛没有感觉冷热的神经，因此即使在寒冷的冬天，眼睛也毫不畏惧。

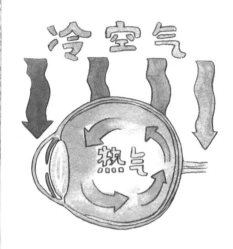

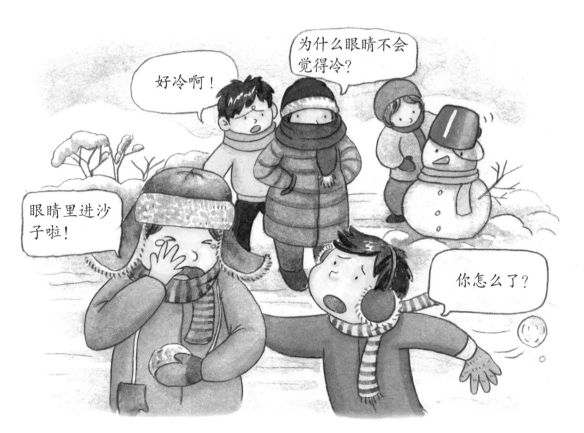

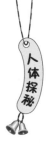
眼睛的颜色

有的人眼睛是黑色的，有的人眼睛是蓝色的，还有的人眼睛是棕色的，这是为什么？因为我们眼球的虹膜含有色素细胞，它们决定了眼睛的颜色。比如，大多数东方人虹膜中的色素含量高，眼睛呈黑色；大多数西方人虹膜中的色素含量低，会映衬出基质层的血管，这种"调色"的结果使得眼睛呈蓝色。

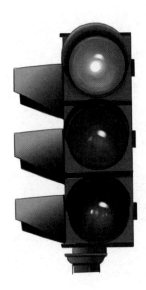

为什么有人分不清红绿灯

在我们的眼睛里，掌握色彩大权的是锥细胞，它有红、绿、蓝三种感光色素。但有些人只能分出颜色深浅，却无法分辨出是具体哪种颜色，这就是"色盲"。人类中最多的是红色盲患者和绿色盲患者，他们是分不清红绿灯的。

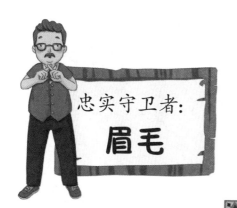

忠实守卫者：
眉毛

眉毛不能看东西，不能听声音，还不能闻气味，但是每个人都有，它有什么作用呢？眉毛当然不是一无是处，它最大的作用是保护眼睛。

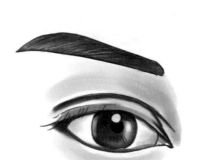

眼睛的屏障

眉毛是眼睛的天然屏障，能起到防止雨水、汗水等物质伤害眼睛的作用。

此外，睫毛也有大用，它能阻挡细微异物进入我们的眼睛。睫毛还能像帘子一样挡住强光，减少强光对眼睛的刺激。

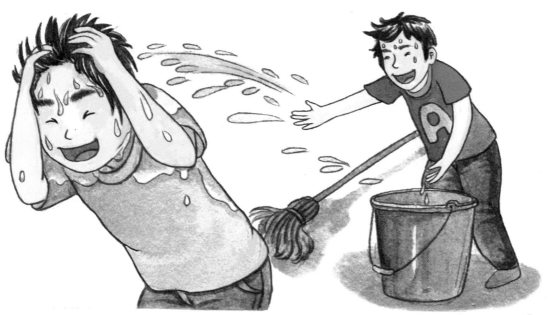

第二章
神秘的感官世界

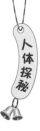

眉毛体现情绪

当我们焦虑、紧张或者不开心时，往往会眉头紧锁，也就是常说的"皱着眉头"；当我们情绪高涨、心情愉快时，眉毛就会向上扬起，也就是大家都知道的"眉飞色舞"。

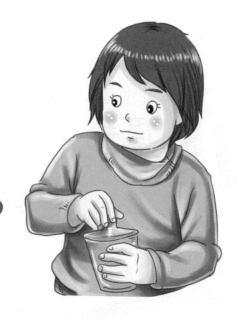

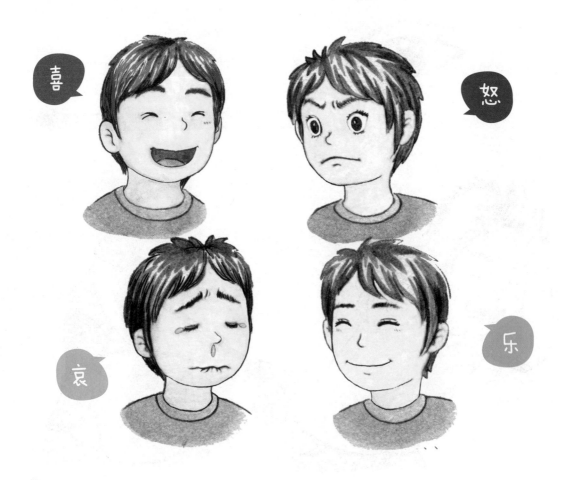

眉毛反应健康

当我们的身体状况良好时，眉毛会长得又浓又密；当身体状况不好，比如贫血或营养不良时，眉毛就会长得比较稀疏，甚至脱落。

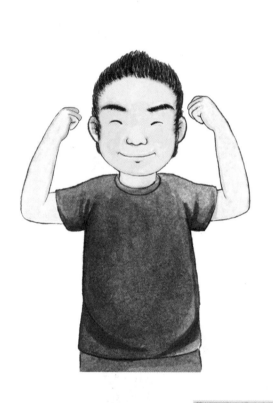
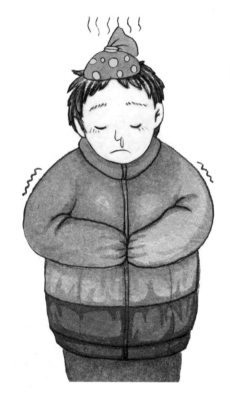

长不长的眉毛

头发一直在长，几乎每隔一两个月就要修理一次。可是我们从不修剪眉毛，它似乎总是那么长。难道眉毛不生长吗？当然不是，只是眉毛长了五个月后就不再生长，直至脱落。由于眉毛的生长期短，所以我们总觉得眉毛长不长。

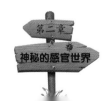

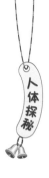

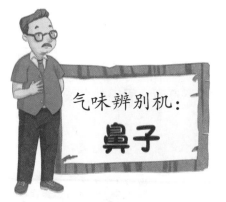

气味辨别机：

鼻子

如果把我们的脸蛋比做一片美丽的平原，那么鼻子就是平原上的一座高山。鼻子不仅能帮助我们辨别气味，而且能让我们看起来更加漂亮。是我们不可缺少的器官呢！

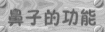

鼻子的功能

鼻子的功能也很多，它能帮助我们呼吸，能过滤空气中的尘土，能加热吸入的空气，还能让我们闻到各种各样的气味。

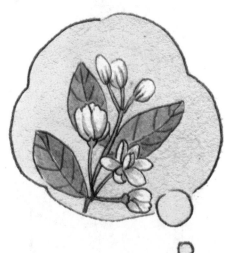

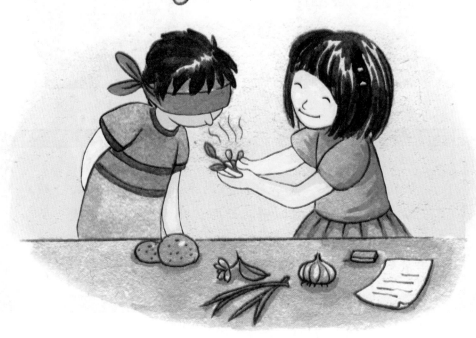

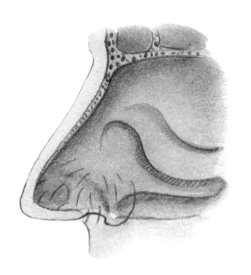

在我们的鼻腔里面，有大约1000万个嗅觉细胞，它们造就了鼻子强大的嗅觉能力。正常人的鼻子能分辨出大约4000种气味，而经过特别训练的鼻子，能分辨出大约10000种气味。

为什么鼻子能闻到气味

当人吸气时，飘散在空气中的气味分子钻进鼻腔，与里面的嗅觉细胞相遇。嗅觉细胞将感受到的刺激转化成特定的信息，传入大脑，于是就产生了嗅觉。

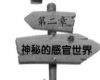

第二章

神秘的感官世界

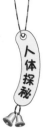
人体探秘

气味闻久了就消失了

看到美丽芬芳的鲜花时，我们总会忍不住闻了又闻。可几次深呼吸之后，浓郁的花香就变淡了，而且越来越淡。这是怎么回事呢？

因为我们的嗅觉疲劳了。器官如果长时间保持一种工作状态，就会变得迟钝、疲劳。比如，长时间看书，我们就会觉得眼睛酸胀，其实这是眼睛在"抱怨"工作太长时间，让它们觉得累了。

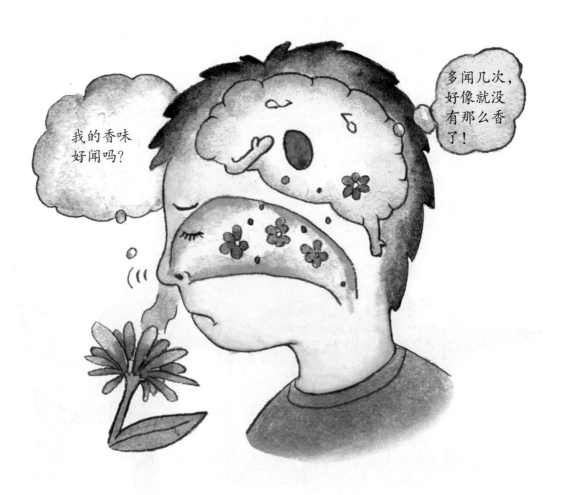

人们怎么用鼻子呼吸

我们的鼻腔与气管相连，当我们吸气时，空气会从鼻孔进入鼻腔，再从气管进入肺部。肺部过滤出我们需要的氧气后，体内的二氧化碳就随着呼出的气体，通过鼻子重新回到空气中。就这样，一次呼吸就完成了。

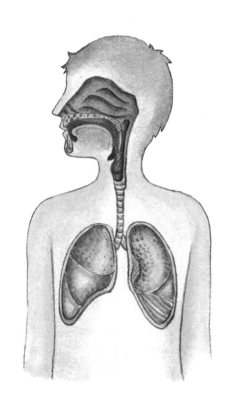

防毒面具的诞生

1915 年，德军在战场上首次使用毒气弹，令英法联军措手不及。为了对付毒气弹，科学家们绞尽了脑汁。

后来，科学家们发现，被毒气袭击的地方，只有猪没有中毒。原来，在毒气袭来的时候，猪会将长鼻子插入泥土中，利用泥土过滤毒气，因此逃过了一劫。于是，长鼻式防毒面具就诞生了，那个"长鼻子"里面装着吸附功能很强的活性碳。

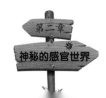

第二章

神秘的感官世界

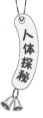
容易出血的鼻子

鼻腔里的血管很丰富，又位于皮肤表层，所以经常有人会因碰伤、用手指挖鼻孔等导致鼻子受伤出血。

鼻子容易出血还有可能是其他疾病引起的。因为生病的时候，身体发热会导致鼻黏膜充血，如果再用力擤鼻涕的话，就会很容易流鼻血。

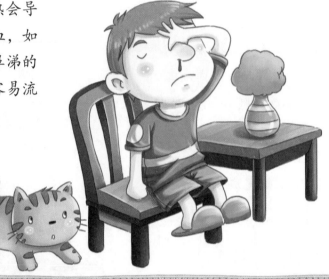

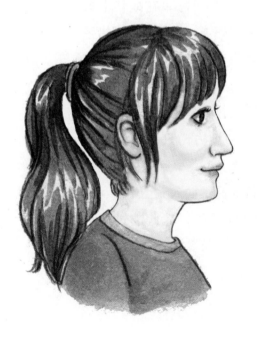

鼻子会长长吗

鼻子的形状和大小与种族、地区有关。白种人的鼻梁较高，鼻尖像鹰嘴；黑种人是扁鼻子，鼻孔朝天；黄种人的鼻梁不高也不扁。

我们的鼻子一般在16岁–18岁定形。但在这之后，它会随着年龄的增长逐渐伸长。

感冒了，鼻塞

感冒时，常常感觉鼻子里像堵了一团棉花，几乎让人无法呼吸，只能张大嘴巴喘气，不一会儿喉咙就会又干又涩。

鼻子就像一个房间，有一扇毛细血管丰富的"门"——鼻黏膜。这扇门能阻挡细菌、病毒进入鼻腔。而感冒的时候，鼻黏膜会红肿、发炎，还会产生大量的黏液——鼻涕，所以这时候我们就感到鼻子被塞住了。

被吃掉的鼻涕

我们的鼻腔时时刻刻都在制造鼻涕，不过因为鼻腔和食道是相通的，所以大部分鼻涕被我们不知不觉地吃了。不要紧，那些鼻涕没有与外界有过接触，对身体并没有伤害。

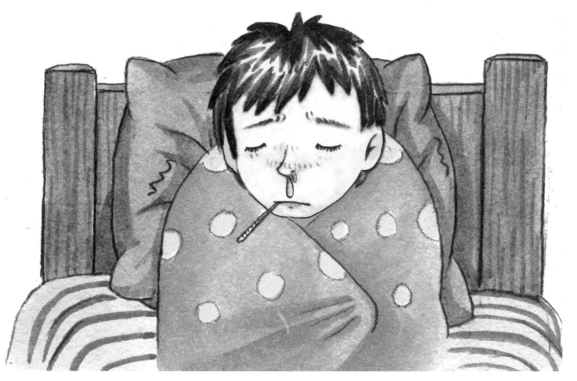

第二章
神秘的感官世界

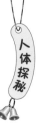
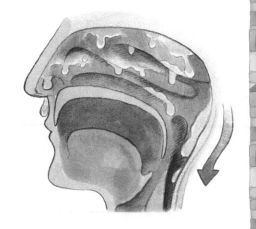

鼻子的大小

如果鼻翼较宽、鼻梁高挺，说明呼吸器官发达、生理构造良好，能呼吸到足量空气。

如果一个人鼻翼较小，表明呼吸功能较弱，在不透风的地方会感觉气短、胸闷。在封闭的房间待1小时～2小时，就应该去呼吸5分钟新鲜空气。

挖鼻孔的坏处

手指挖鼻孔的习惯可一点儿都不好呢！不仅不雅观，对身体还有害。

挖鼻孔容易弄破鼻黏膜上的毛细血管，使手上的细菌进入损伤部位，导致鼻子疼痛、发热、流鼻血等。如果细菌通过面部血管进入颅内海绵静脉窦，引起颅内感染，危害就更大了。

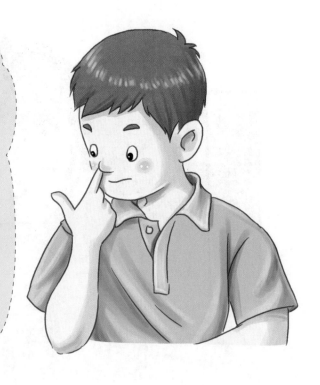

咀嚼先锋兵：
牙齿

牙齿是消化系统的第一道关口，不论是蔬菜、水果，还是肉类，都要先用牙齿把它们切断、撕碎，然后嚼烂。很多人因为牙齿不好，影响到正常的饮食，长此以往还会进一步影响身体的健康。因此，我们要注意口腔卫生和牙齿保健。

小朋友们，你知道人体最坚硬的器官是什么吗？骨骼？不对，牙齿才是我们人体内最坚硬的器官。

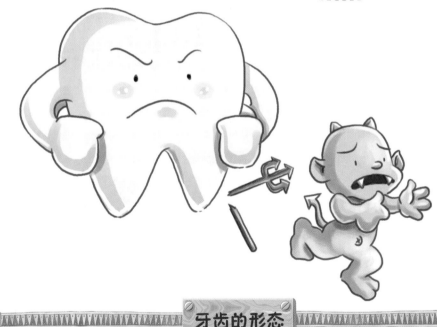

牙齿的形态

一般来说，我们的牙齿是白色的（略带微黄色）。牙齿的形状多样，每种有不同的作用。它们整齐地排列在口腔中，像森严的士兵一样，帮助人们切断、撕裂、磨碎食物，它们是我们消化食物的先锋兵。

第二章
神秘的感官世界

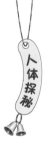

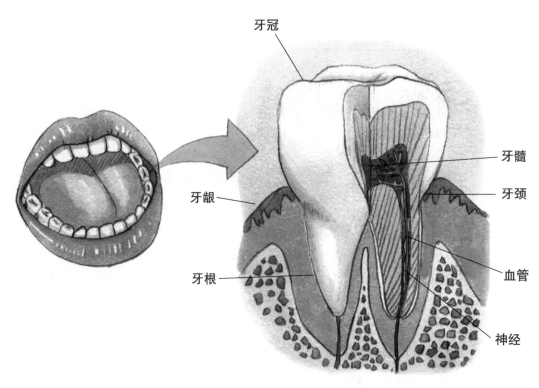

牙冠

牙髓

牙颈

牙龈

血管

牙根

神经

牙齿的组成

　　当人开口大笑时，会露出嘴巴里排列整齐的、白白的牙齿，其实这些小家伙只是牙齿的一部分，叫作"牙冠"。我们的牙齿还有一部分藏在牙龈里，这部分包括牙根、牙颈。牙根和牙冠的内部有牙髓，牙髓里有很多血管和神经。如果细菌侵入牙髓，我们就会觉得牙齿酸楚、疼痛。

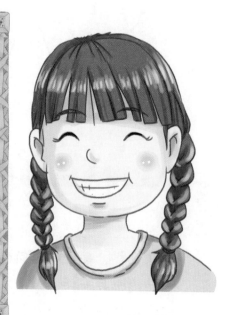

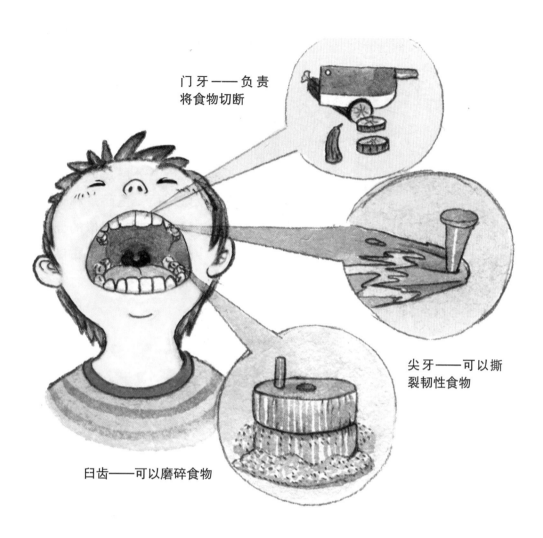

门牙——负责将食物切断

尖牙——可以撕裂韧性食物

臼齿——可以磨碎食物

不同牙齿的作用

　　我们的牙齿形状各异，有扁的，也有尖的，这是因为它们承担着不同的工作。

　　口腔最前面的牙齿扁平而宽阔，叫"门牙"，也叫"切牙"。它能像菜刀一样切断食物；靠近两边嘴角的尖尖的牙齿叫"尖牙"，它能把食物撕开；位于口腔最里面的两排牙齿是臼齿，它能像磨盘一样把食物磨碎。

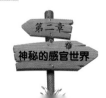

第二章
神秘的感官世界

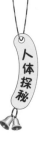
人体探秘

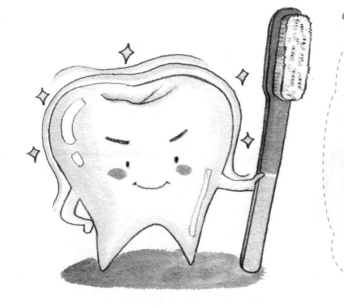

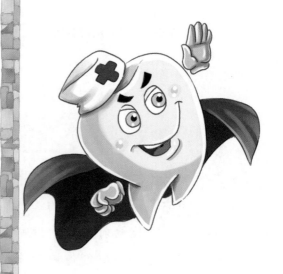

牙齿是实心的吗

从外观来看，牙齿好像一粒粒小石头，但它中间是空心的。牙齿最外层是坚硬的珐琅质，里面是和牙齿外形非常相似的牙髓腔。牙髓腔里布满了血管和神经。

乳牙与恒牙

我们在一生中会长两次牙齿，第一次长的是乳牙，第二次长的是恒牙。

在6~8个月的时候，乳牙开始生长。2~3年后，乳牙才会长齐。乳牙小而不耐磨，共20颗。从6岁开始，乳牙脱落，恒牙取而代之。恒牙较大且耐磨，大约有28颗，它们将伴随我们很长的时间。

在我们六七岁的时候，恒牙开始生长，乳牙脱落。可是，有些小朋友的恒牙虽然已经长出来了，但乳牙迟迟不肯"让位"，迫使恒牙不得不从乳牙内侧长出来，形成"双层牙"，这使牙齿看起来很不整齐。这是因为这些小朋友吃的东西过于精细，牙齿难以发挥正常的功能。因此，吃些耐嚼的食物，对小朋友们的牙齿生长是很有帮助的。

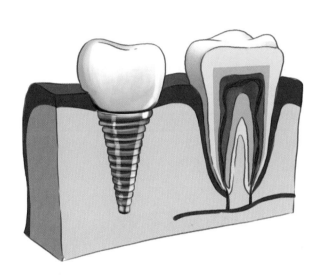

15 岁之后，我们还会陆续长出 4 颗白齿，我们称之为"智齿"。

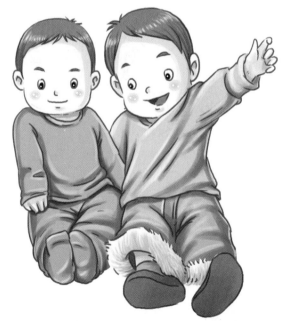

第二章
神秘的感官世界

"虫牙"是什么

　　"虫牙"不是牙齿长虫，而是牙缝中的食物残渣发酵，产生酸性物质，破坏牙齿的釉质，让牙齿形成了空洞，就像被虫子蛀了一样。医学上把虫牙叫作"龋齿"。

　　龋齿会引起牙痛、牙龈肿胀等症状。如果龋齿情况严重，还会导致牙床坏死和牙齿脱落。因此，我们要养成少吃甜食、勤刷牙的好习惯。

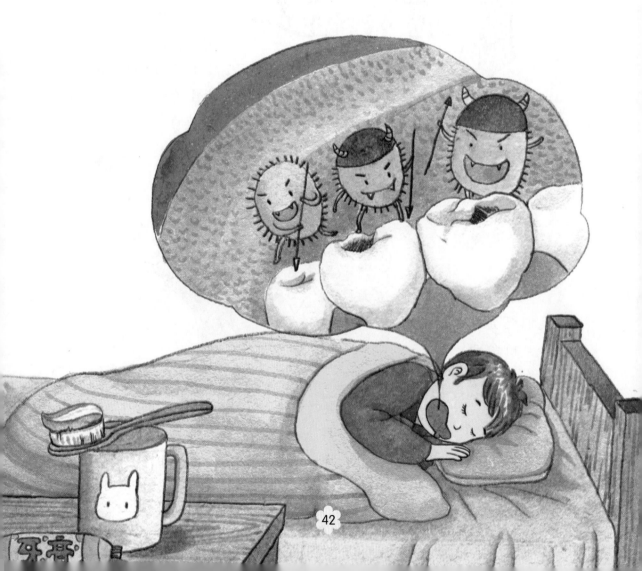

刷牙歌

上牙从上往下刷,下牙从下往上刷。
咬合面,来回刷,每个地方五六下。
早晚刷牙勤漱口,牙齿洁白人人夸。

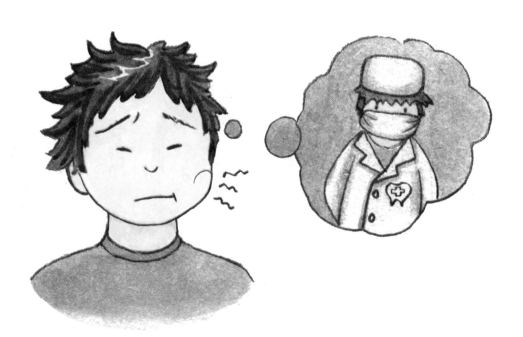

爱牙日

小牙齿也有大学问,一旦它们出现健康危机就会打乱我们的生活节奏。龋齿已被世界卫生组织列为继心血管病和癌症之后的第三大重点防治疾病,所以关注、爱护我们的牙齿是一件非常值得重视的事。中国将每年的 9 月 20 日定为"爱牙日"。健康每一天,从爱牙开始!

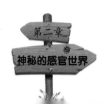

第二章
神秘的感官世界

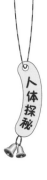

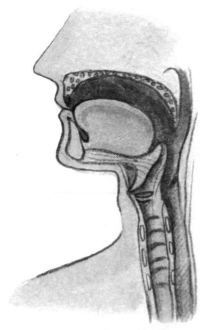

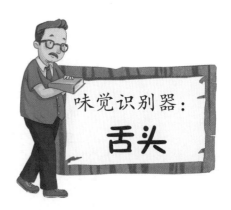

味觉识别器：
舌头

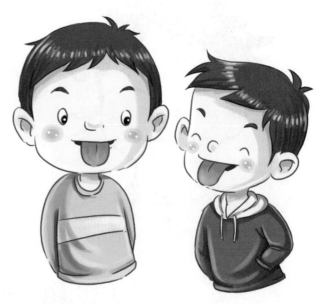

舌头很少有露面的机会，但它是人体最坚韧有力的肌肉。如果没有它，我们的生活就太单调了，既不能尝到美味，又不能说话。

重要的舌头

当小宝宝在妈妈肚子里生长到一个月大的时候，舌头就开始生长了。舌头有很多用处，比如说辨别味道、帮助发音，而且吃东西的时候也要用到它。舌头还能尝出变质食物的怪味，让我们远离这些食物，以保护身体。

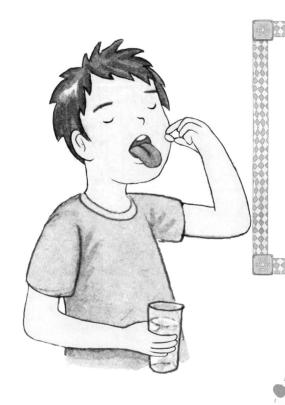

舌尖上的味道

舌头之所以能分辨出味道，是因为舌头上有味蕾。味蕾由味觉细胞组成，味觉细胞与神经网相连，神经网把味蕾感受到的味觉信息传到大脑。大脑经过分析，再辨别出那是什么滋味。

婴儿的感觉器

味觉和嗅觉是小宝宝发育最早的感觉。刚出生的宝宝，就是依靠皮肤的味道，来辨认自己的妈妈。

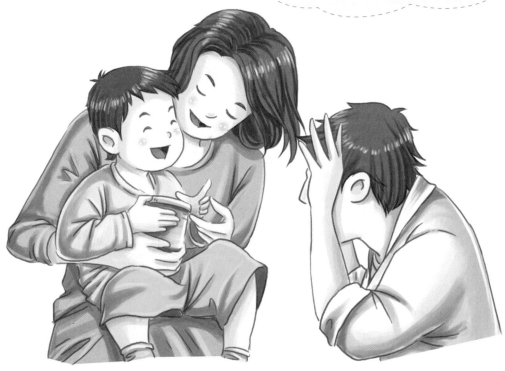

45

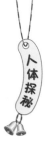

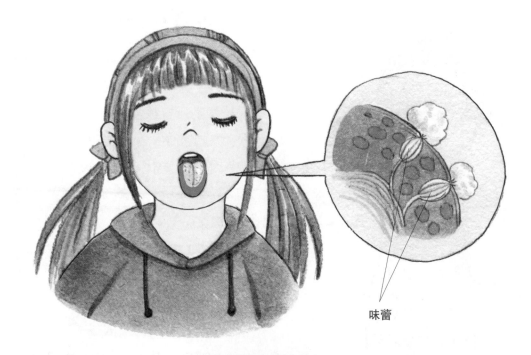

味蕾

舌尖上的味蕾

　　我们的舌头之所以能够尝出不同的味道，是因为它有很多小帮手——味蕾。伸出舌头，我们可以看到舌头表面有一些红色的小圆点，这些小圆点就是味蕾。味蕾的顶端有一个细微的开口，叫作"味孔"，味孔可以收集味道。

　　我们舌头上的味蕾很多，大约有一万多个。通过味蕾，我们可以准确地知道食物的软硬程度、温度和味道。

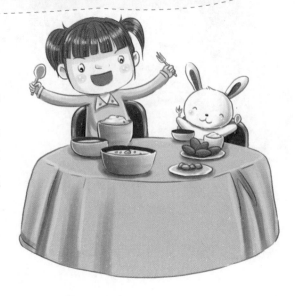

舌头的探味之旅

我们吃东西的时候,食物被唾液溶解,味蕾受到味道刺激,把信息传达给大脑。通过大脑的辨认,我们就能知道食物的味道了。味蕾能感受到的味觉可分为甜、酸、苦、咸 4 种,这是基本味觉,其他味道都是由这 4 种融合而成的。

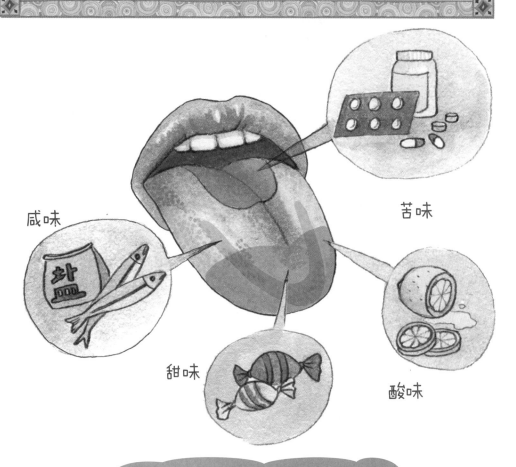

咸味

苦味

甜味

酸味

吃药时药碰到舌头的哪个部位最苦

舌头不同部位对不同味道的刺激的敏感程度是不同的。感受甜味的细胞多集中在舌尖,所以舌尖对甜味最敏感。同样的道理,舌的两侧中部对酸味最敏感,舌的两侧前部对咸味最敏感,对苦味最敏感的是舌根。因此,苦味的药物碰到舌头的根部时,我们感觉最明显。

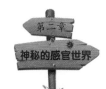

第二章
神秘的感官世界

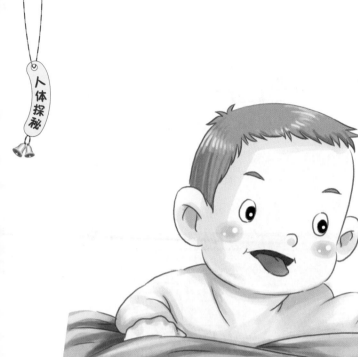

宝宝的偏爱

小宝宝对于食物的酸、甜、苦、咸 4 种基本味道是有偏好的，他们明显偏爱甜味的食物。

小·宝宝的味觉

小宝宝比成年人、老年人的味觉灵敏得多，原因是他们的味蕾比成年人多，能更快地判断出某种味道。但随着年龄的增长，这种灵敏性会逐渐减弱。因此，成年人的味觉相比之下较为迟钝。

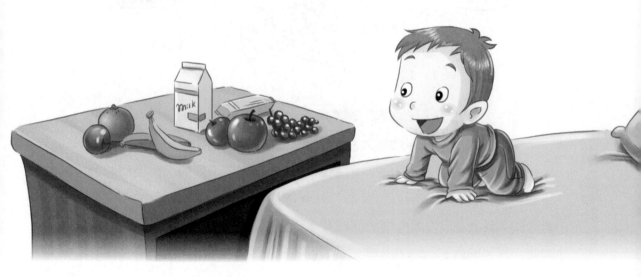

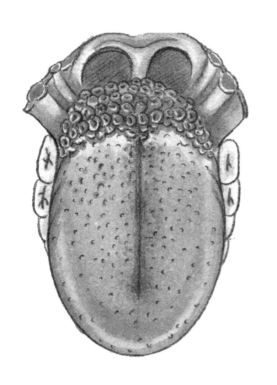

舌头上那层白白的物质

在我们的舌头上，有很多细小的凸起，叫作"舌乳头"。有些舌乳头含味蕾，有些不含味蕾。舌乳头之间常常会填入舌头代谢产生的皮屑、食物残渣和唾液等物质，形成一层白色的舌苔。舌苔是舌头新陈代谢的正常产物。

对味觉的感知

我们神奇的身体对味觉的感知，10% 是依靠长在舌头表面的味蕾，而 90% 是依靠位于鼻腔的嗅觉感知器官。

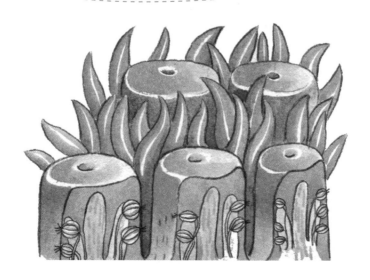

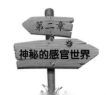

第二章

神秘的感官世界

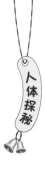

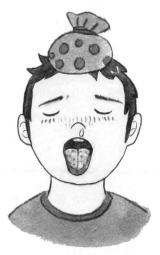

感冒

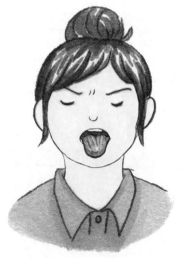

脾胃湿热

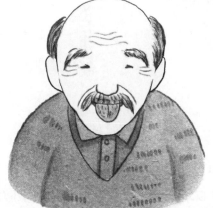

偏食症

舌苔与健康状况

　　舌头不仅能帮助我们说话、品尝味道，而且医生还能通过舌苔判断我们的身体情况呢！

　　正常情况下，舌苔呈白色，微微泛红，薄厚均匀，干湿适中。舌苔薄而白，可能是感冒早期的症状；舌苔微黄，可能是脾胃湿热；舌苔剥落不全，多为营养不良、偏食症等；舌苔薄，表明病情处于早期，症状轻微；舌苔厚，说明病情较严重，应尽快治疗。

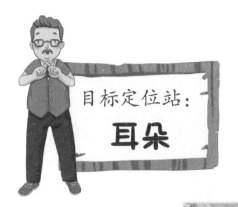

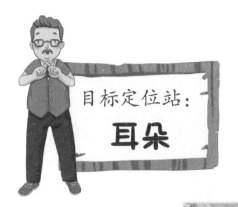

目标定位站：

耳朵

我们的耳朵看起来有点像饺子，这两个小家伙帮我们收集声音，让我们听见世界的美妙！

耳朵的"零件"

耳朵在身体外部，能被我们看到的部分叫作"耳郭"，它是用来收集声音的。在耳郭的中央，有一个黄豆大小的洞，洞里有一条细细长长的通道，这就是外耳道。

外耳道的尽头有一层半透明的薄膜——鼓膜。鼓膜再往里，就是中耳、内耳了。其中，控制人体听觉的"零件"都被安放在内耳里。

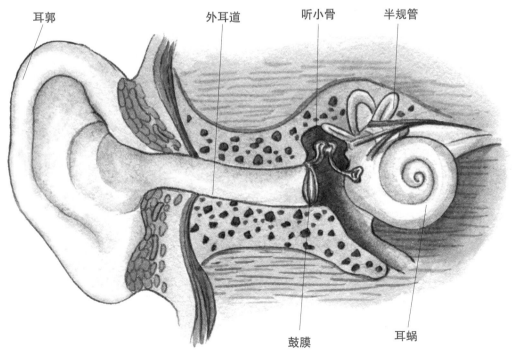

耳郭　　　　外耳道　　　　听小骨　　　　半规管

鼓膜　　　　耳蜗

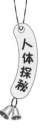

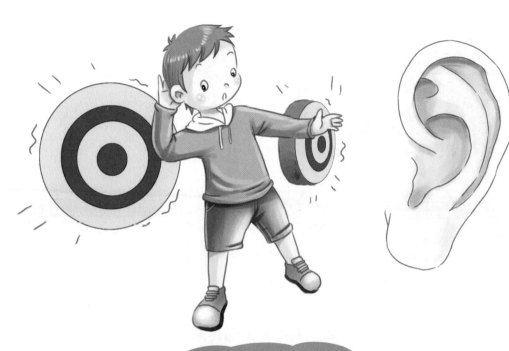

耳朵的定位功能

如果有人叫我们，我们能立刻转向叫我们的人。这是因为声音首先到达我们朝向他的那只耳朵，随后才到达另一只耳朵，耳朵帮助我们迅速判断出方位。但是如果堵上一只耳朵，我们就不知道声音来自哪里了。

怕冷的耳朵

人体的各个部位中，就数耳朵最怕冷了。这是因为耳朵里都是毛细血管，血液带来的热量很少。另外，耳朵虽然小，但接触空气的面积大，热量就容易挥发。所以，耳朵在冬天时会感到格外冷。

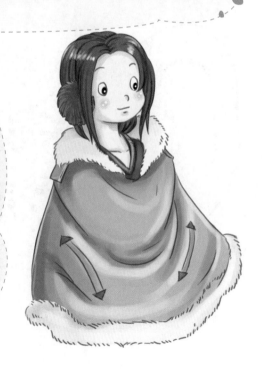

收集声音之谜

声音被耳郭收集之后，就进入了外耳道，引起鼓膜振动。鼓膜带动中耳里的3块听小骨一起振动，将声音传递给位于内耳的耳蜗。耳蜗是内耳最重要的部分，有很多灵敏的听觉细胞。这些听觉细胞将收集到的声音通过听觉神经传递给我们的大脑。然后，我们就听见美妙的声音了。

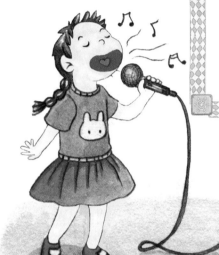
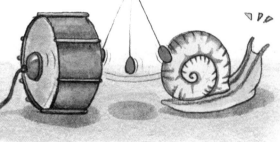

小宝宝的听觉

在妈妈肚子里的时候，小宝宝就能听见声音了，如说话声、音乐声……同时，他还能听见妈妈体内的声音，如呼吸声、心跳声等。

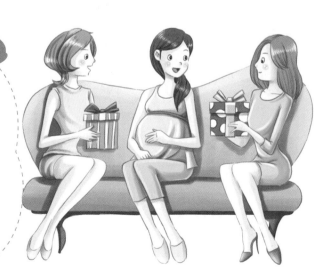

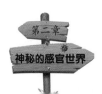

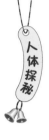

不一样的听力

我们两只耳朵的听力是不一样的。一般来说，左耳的听力比右耳强，对于带有感情色彩的声响，左耳的分辨能力也胜过右耳。

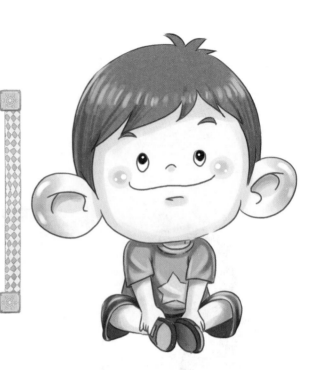

不要老戴着耳机

很多人老是戴着耳机听音乐，这样做其实并不好。首先，长时间戴耳机会封闭耳道，对鼓膜造成损伤。其次，鼓膜与耳机的震动膜片间的距离很近，这对鼓膜和听觉神经的刺激比较大。最后，如果听音乐时间过长，精神始终处于紧张状态，也不利于健康。

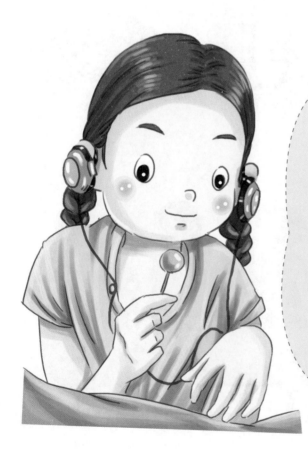

耳朵的平衡作用

耳朵竟然能帮助我们保持平衡？在耳蜗旁边，有3根弧形的小管子——半规管。半规管有骨半规管和膜半规管两种。其中，膜半规管内充满淋巴。半规管内有位觉感受器，能感受运动刺激，并引起运动感觉和姿势反射，以维持身体平衡。

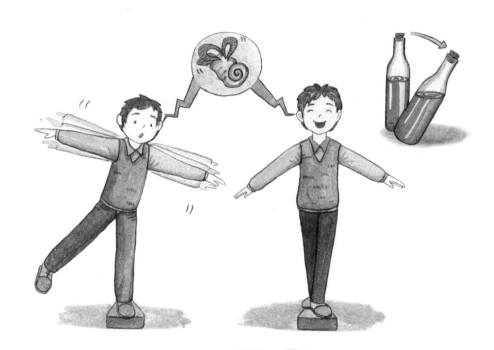

不要经常挖耳朵

很多小朋友喜欢挖耳朵，这是一个不好的习惯。因为挖掉耳垢会使耳道失去天然的屏障，同时容易损伤耳道的表皮，如果用力过大还会导致鼓膜穿孔。

我们耳道里的耳垢就像一道保护墙，正常情况下，耳垢会随着头部的活动自己掉到耳外，因此我们不用经常清理它们。

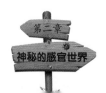

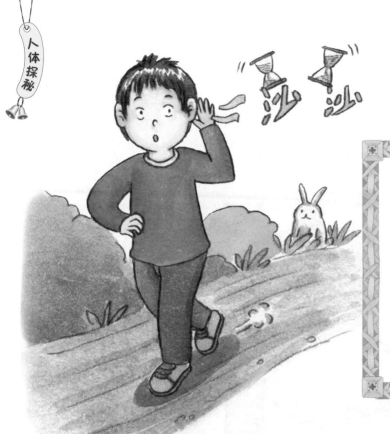

耳垢

我们在运动时，常常会听到耳朵里发出"沙沙"的声音，有时还会有浅黄色像蜡一样的小碎屑从耳朵里掉出来，这些碎屑就是耳垢。

产生耳垢的原因

外耳道的皮脂腺会分泌一种黏糊糊的油脂，它不仅能滋润耳朵里的皮肤，还能阻挡灰尘进入。这些油脂与侵袭耳朵的灰尘、脱落的皮屑混在一起，就会形成小碎屑——耳垢。

哎呀，我要滑倒了！

晕车、晕船的秘密

　　有的人经常在乘车、乘船时，发生晕车、晕船的现象，这都是因为我们耳朵里那个敏感的小家伙——内耳迷路，它是人体非常重要的平衡感受器。

　　汽车启动、加速，船只晃动、颠簸，都会给迷路带来不小的刺激，如果刺激超过了迷路的忍耐极限，人就会觉得难受，会产生眩晕感，最终出现呕吐等症状。有的人从来不晕车、晕船，这是因为他们内耳迷路的忍耐度很高，没那么容易受影响。

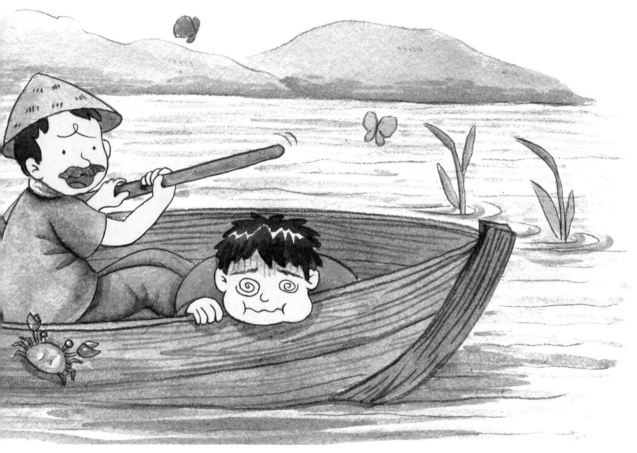

第二章
神秘的感官世界

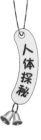
转圈后会头晕

在我们的内耳里，有3根半规管，里面装满了淋巴液。当我们连续转圈时，淋巴液会跟着晃动，使人产生旋转的感觉。当人突然停止转动时，半规管里的液体会因惯性继续晃动，大脑得到的信息是身体依然在运动，所以我们会觉得头晕。

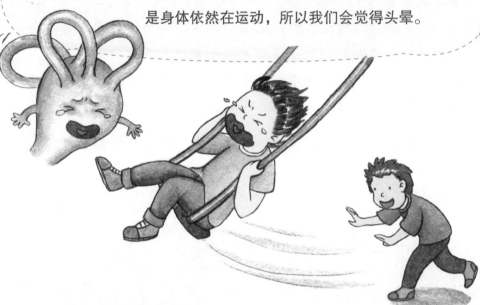

耳朵嗡嗡作响

有时候，我们会觉得耳朵里总是"嗡嗡"地响，这种情况叫"耳鸣"。

引起耳鸣的原因主要有两种：一种是疾病引起的，如内耳有炎症等；另一种是身体虚弱引起的，如睡眠不足、精神紧张等。如果耳鸣还伴随头痛、头晕等问题，就要去看医生了。

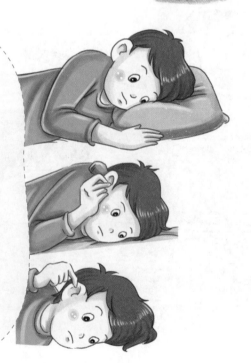

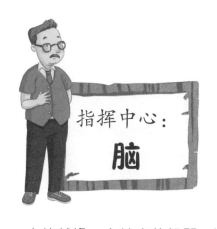

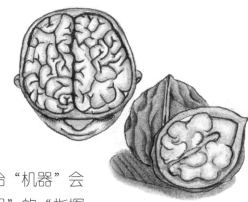

指挥中心：脑

人体就像一台精密的机器，这台"机器"会说话、会思考、会工作。这台"机器"的"指挥中心"隐藏在头部，我们称它为"脑"。

脑的结构

通常情况下，脑由大脑、间脑、小脑和脑干等部分构成。大脑最发达。脑干位于大脑和脊髓之间，包括延髓、脑桥和中脑。小脑位于大脑后下方。

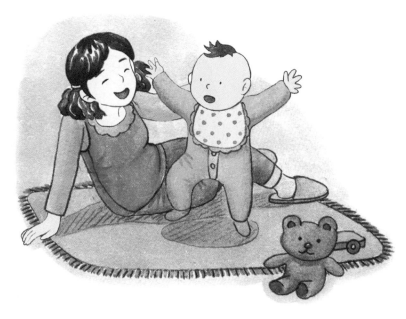

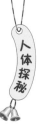
人体探秘

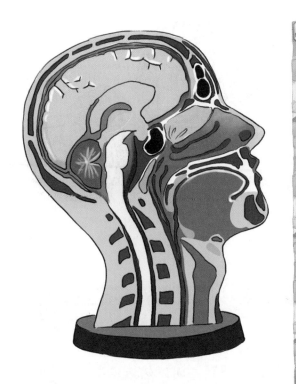

大脑是脑最重要的组成部分之一，它是由左右两个半球"拼装"而成的。

大脑的表面布满了弯弯曲曲的"沟壑"，看起来像核桃仁。大脑很柔软，表面呈浅灰色，内部呈白色，既不像鱼脑那样是半透明的，也不像肌肉那样鲜红。

大脑皮质

我们把大脑的外层叫作"大脑皮质"，大脑皮质在颅腔内部形成了褶皱。有了大脑皮质，我们才能够学习。如果我们把大脑皮质完全展开，它会有桌布那么大！

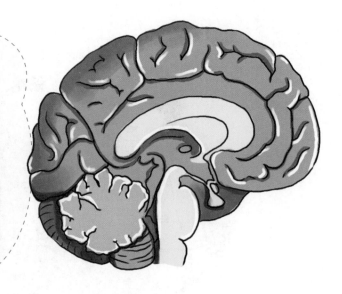

人脑的分工合作

人脑是一个神奇的器官，各部分都有精细而复杂的分工。小脑可以调节躯体平衡，协调肢体运动，走、跑、跳、攀登等人体动作都需要它的参与。脑干的主要功能是维持个体生命，参与心跳、呼吸、体温、睡眠等生理功能。

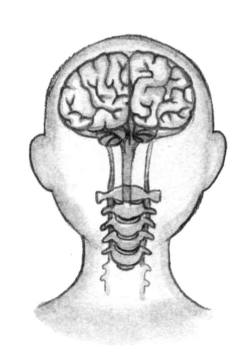

清晨好记忆

一般来说，我们的记忆力在清晨时最好，这是因为人在一天的活动中，时时刻刻都在使用着脑，脑越感到疲劳，脑的工作效率就会越低，记忆力就会下降。相反，经过一夜的休息，脑处于最兴奋的状态，记忆力当然最好。

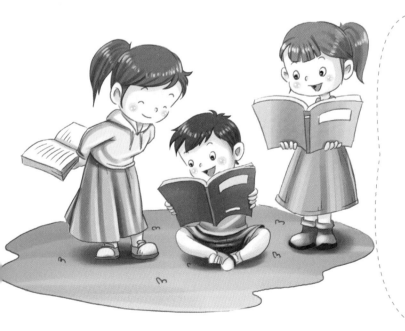

61

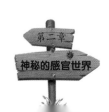

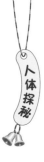
人体探秘

大脑的进化

我们在摘玫瑰时，如果被刺扎伤了手指，下次再接近玫瑰时就会很小心。这是因为神经元会记住玫瑰有刺。

随着时间的推移，形成这种记忆的神经元越来越多，无数个这样小小的神经元聚集在一起，我们意识就会越来越多了。

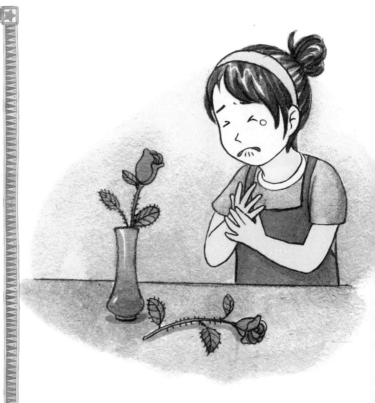

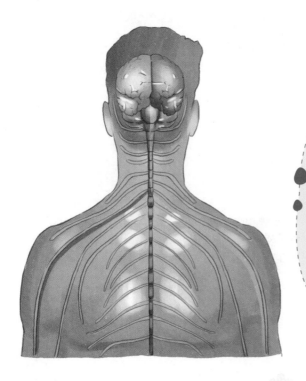

左右脑的功能

人的左脑偏向理性思考，它掌管说话、领会文字意思、对信息进行分析和判断等能力。右脑偏向直觉思考，掌管图像、绘画、音乐、想象等能力，被称为"艺术脑"。

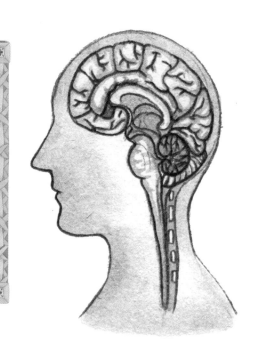

越用越聪明的大脑

　　大脑是我们思考的工具，大脑皮质约有140亿个神经细胞。常动脑思考，神经细胞就会经常处于兴奋状态，这样能开发大脑的更多潜力，使大脑越用越聪明。

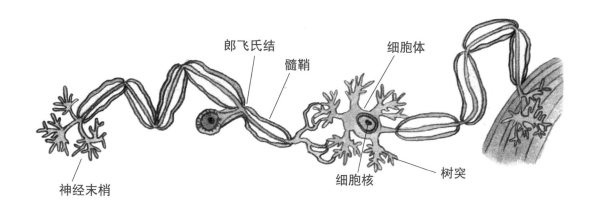

郎飞氏结

髓鞘

细胞体

神经末梢

细胞核

树突

一心二用

　　有些情况下，我们能"一心二用"，比如，我们可以一边走路，一边说话。这是因为走路这个动作我们已经重复过无数遍，不需要集中精力便能完成。所以我们完全可以把精力集中到说话上，而腿部会自动地完成以前所做过的动作。

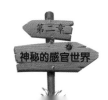

第二章
神秘的感官世界

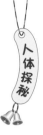

脑袋大就聪明吗

有人说，脑袋大的人聪明。这种说法其实并没有科学根据。还有人认为，前额大的人聪明，这也不对，因为前额大是前额骨大的缘故，与智力也没有关系。

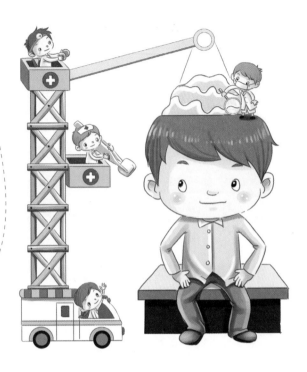

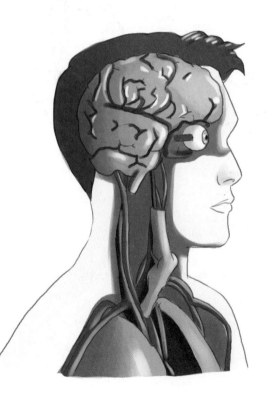

大脑要锻炼

我们的大脑分为左右两部分，左脑支配着身体右侧的大部分活动，右脑则控制着身体左侧的大部分活动。

很多人习惯用右手，这对发展左脑有利，但右脑却不能得到很好的开发。如果我们经常使用左手，就有更多的机会锻炼右脑。左右半脑经常交替运动，大脑就会得到全面的锻炼和发展，人就变得更加聪明了。

脑的指挥

如果说脑是司令，那么神经就是它的部下，专门负责传递它的命令。比如，负责眼睛的是视觉神经。

当我们走在路上，前方出现一个大坑，眼睛会"报告"给视觉神经，视觉神经就会把"前面有个坑"的信息传递给脑，脑便会马上作出判断——绕开。这个指令被另外的神经传递到腿部，我们的腿就会多走几步路绕开眼前这个大坑。

这么复杂的传递过程，所用时间其实不到1秒钟。

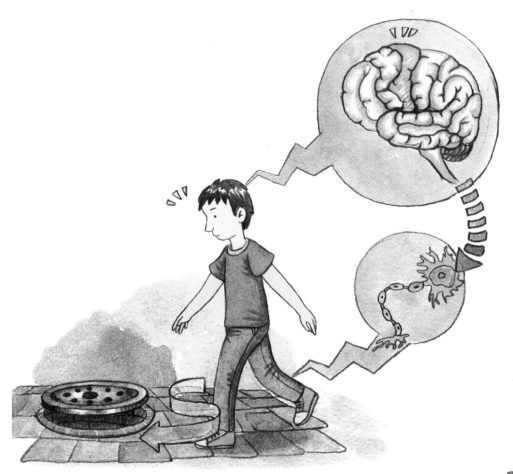

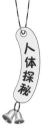

做梦的原因

　　每个人都会做梦，梦产生的根源其实就是大脑的活动。人在清醒时，会不停地对外界刺激产生反应。当人睡着了以后，大脑皮层中的部分细胞得到了休息，可仍有一部分神经细胞处于兴奋状态，这时，白天经历过的、见过的或想过的事情就会出现在我们的梦里。

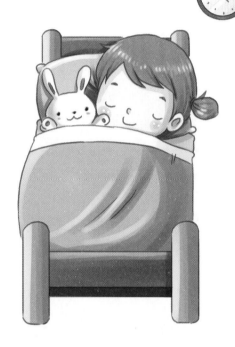

饭后容易犯困

　　吃完饭后，我们往往昏昏欲睡，这是为什么呢？因为在饭后，肠胃为了消化食物便剧烈地运动起来，使大部分的血液都集中在肠胃，流向头部的血液就会减少。大脑供血不足，人自然就会感到困倦。

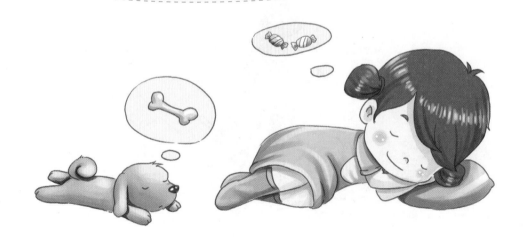

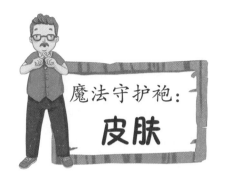

在我们的身体上，最大的器官不是大脑，也不是心脏，而是皮肤。

皮肤柔软而富有弹性，能伸展拉长或缩短还原，配合我们做出每个动作。不仅如此，从出生的那一刻起，皮肤就开始保护我们，将我们脆弱的肌肉与空气中的粉尘、微生物等隔开，免受外物的侵袭。除此之外，皮肤还能感知冷热，调节身体温度。

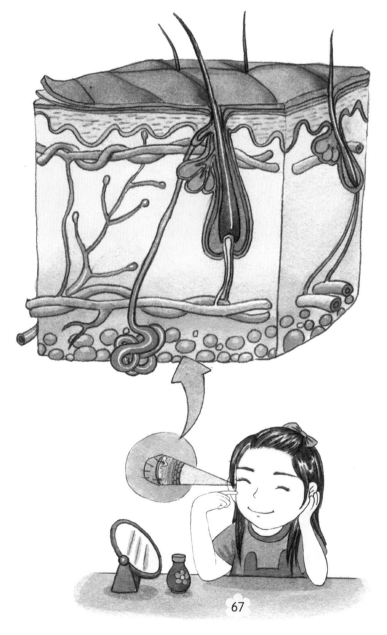

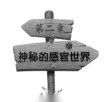

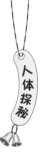

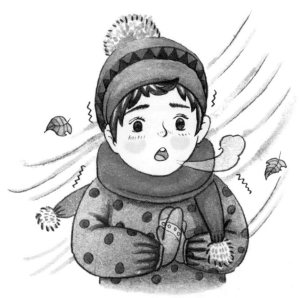

重要的皮肤

皮肤是人体天然的屏障，能有效地保护我们。比如，皮肤的角质层有抗弱酸、弱碱的作用，皮肤表面呈弱酸性不利于细菌的生长和繁殖。此外，皮肤还能减少紫外线对人体的损伤。

表皮和真皮

皮肤由表皮、真皮和皮下组织构成。表皮层是最外面的一层，它又分为角质层、透明层、颗粒层、棘细胞层、基底层等5层。真皮层位于表皮的下方和脂肪层的上方，由纤维、基质、细胞构成。另外，皮肤还有如汗腺、皮脂腺等附属器官。

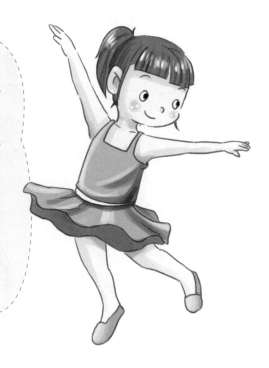

不同的肤色

生活在赤道附近的黑种人，由于经常被阳光直射，受到的阳光辐射最多，所以他们的皮肤中黑色素最多，肤色最深。而白种人因为生活在纬度比较高的地方，受到的阳光辐射较少，所以皮肤较白。黄种人生活的环境位于这两者之间，因此皮肤的颜色不黑也不白。

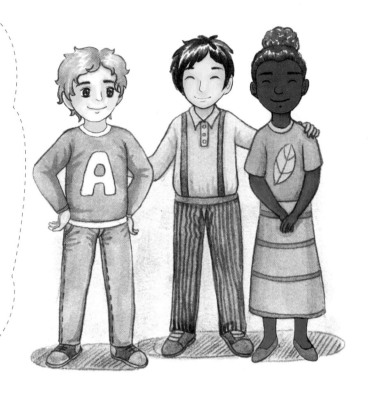

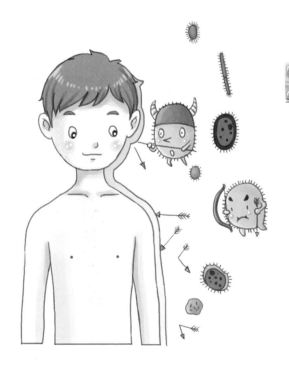

最大的器官——皮肤

如果将人体的皮肤展开，其面积为 1.5 平方米～2 平方米。人体的皮肤重量约占体重的 5%～15%，厚度在 0.5 毫米～4 毫米之间。

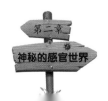

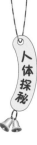

伤口愈合时会发痒

如果我们的皮肤受伤了，伤口位于表皮层的话，那么愈合时不会发痒。但是当伤口深达真皮层时，愈合的时候就会发痒。这是因为较深伤口的愈合是结缔组织在起作用。新生的血管和神经都要长出结缔组织。这些新生的血管和神经特别密集，在快速生长时很容易互相碰撞，神经稍微受到刺激，就会让人产生痒的感觉。

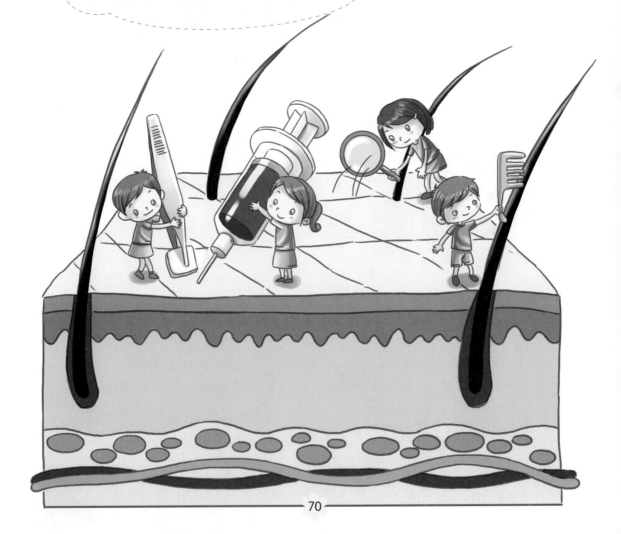

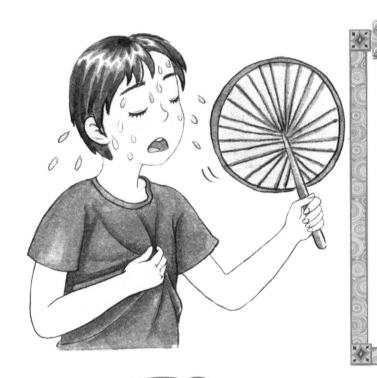

汗水是从皮肤中的汗腺分泌出来的，起着调节人体体温的作用。

当气温过高或运动导致体温升高时，皮肤中的汗腺就会分泌汗水，从而带走体内多余的热量。

被晒黑了

夏天过后，很多人变得黑黝黝的。这是因为阳光中的紫外线辐射唤醒了一直沉睡在皮肤深处的黑色素细胞，黑色素细胞产生的黑色素会使皮肤变黑。不过黑色素同时可以吸收紫外线，防止我们的皮肤被阳光灼伤。

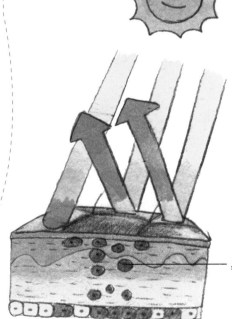

黑色素细胞

71

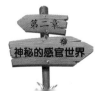

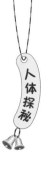

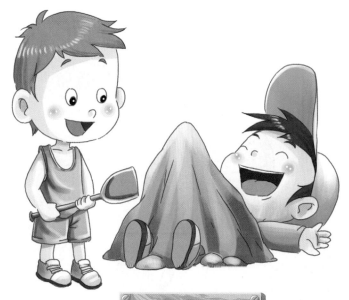

不怕痒的皮肤

在我们的皮肤上，平均每平方厘米有 100 ~ 200 个痛点、10 个冷点、1 个热点，但是没有痒点。那为什么我们会痒呢？目前有两种较具代表性的观点：一种观点认为，虽然没有痒点，但对痛点给一些轻微的刺激，我们就会感到痒；另一种观点认为，虽然现在没找到痒点的位置，但并不能说明它们不存在。

自己挠痒不会痒

如果自己挠痒，手接到挠痒指令的同时，被挠的部位也做好了将被触摸的准备，所以我们的神经放松，挠痒时就不会笑。被别人挠之前，我们无法预知其手法的轻重，被挠之后就会笑起来。

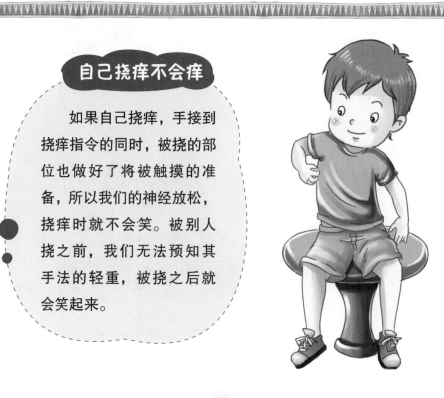

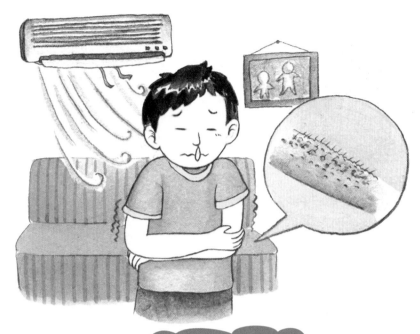

起鸡皮疙瘩的原因

　　小朋友们，你们有过起鸡皮疙瘩的经历吗？起鸡皮疙瘩是因为我们皮肤上的竖毛肌在起作用。当感觉寒冷时，为了防止体内的热量流失，竖毛肌会收缩紧闭，并带动毛囊一起收缩，汗毛就会一根根立起来。

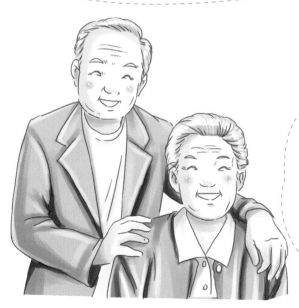

长皱纹的原因

　　随着年龄的增长，身体新陈代谢会减慢，皮肤开始松弛老化，于是慢慢就形成了皱纹。

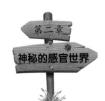
第二章　神秘的感官世界

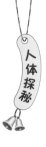

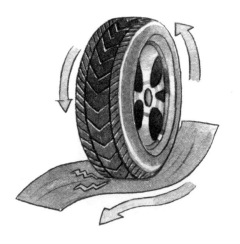

小手指，大作用

手指看似普通，其实很特别。每个指腹上都有指纹，而且各不相同，是天然的"印章"。指纹就像汽车轮胎上的花纹，可以增大手指与物体之间的摩擦力，使手指能够紧紧地抓住物体。

指纹是由极其细小的皮肤颗粒构成的。这些小颗粒的感觉非常敏锐，能够在一瞬间收集物体的冷、热等"情报"，并马上传递给大脑。

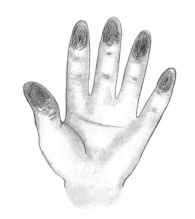

指纹大不同

每个人的指纹都不相同，即使双胞胎也是这样。而且，每个人的每个指头的指纹也是不相同的。

软

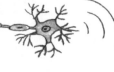

第三章

能量来源：消化系统

　　我们维持生命，就需要吃东西。食物进入我们的嘴巴后，消化系统就开始运转了，它把食物磨碎、分解、吸收，使之成为对身体有益的营养物质，这样我们才能健康成长。

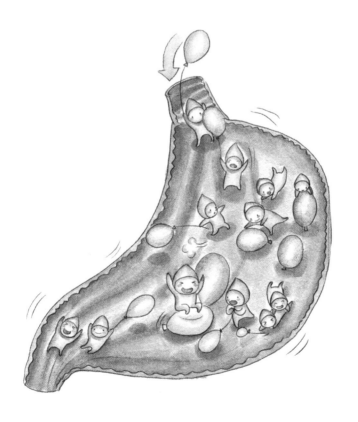

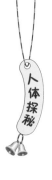

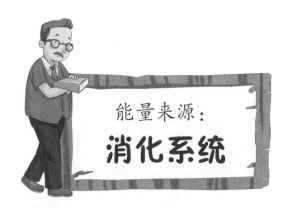

能量来源：
消化系统

我们的身体里有许多复杂的系统，它们在不停地工作着，以维持生命的正常运行。这些系统有八种：消化系统、呼吸系统、循环系统、神经系统、内分泌系统、运动系统、生殖系统、泌尿系统。

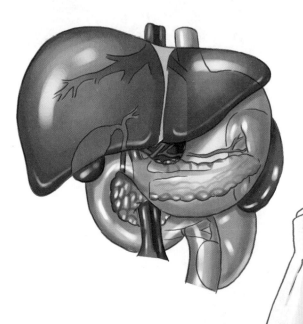

重要的消化系统

我们想要健康地生活，就得吸收蛋白质、维生素、矿物质、水等物质。这些物质就是通过消化系统从食物中摄取的。

消化器官

消化系统是一条长长的"管道"，从嘴开始，经过咽、食道、胃、小肠、大肠直到肛门。此外，消化系统还包括很多消化腺，如唾液腺、胃腺、小肠黏膜腺、肝脏和胰腺等，它们专门提供消化液，把食物消化分解成能够被人体吸收的成分。

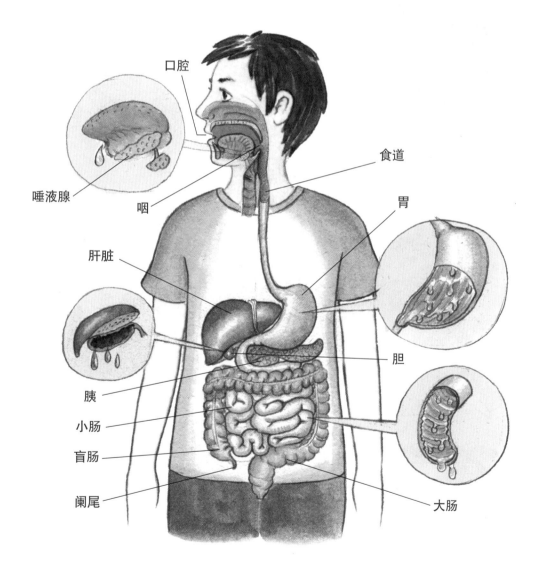

口腔
食道
胃
唾液腺
咽
肝脏
胆
胰
小肠
盲肠
阑尾
大肠

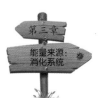

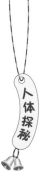

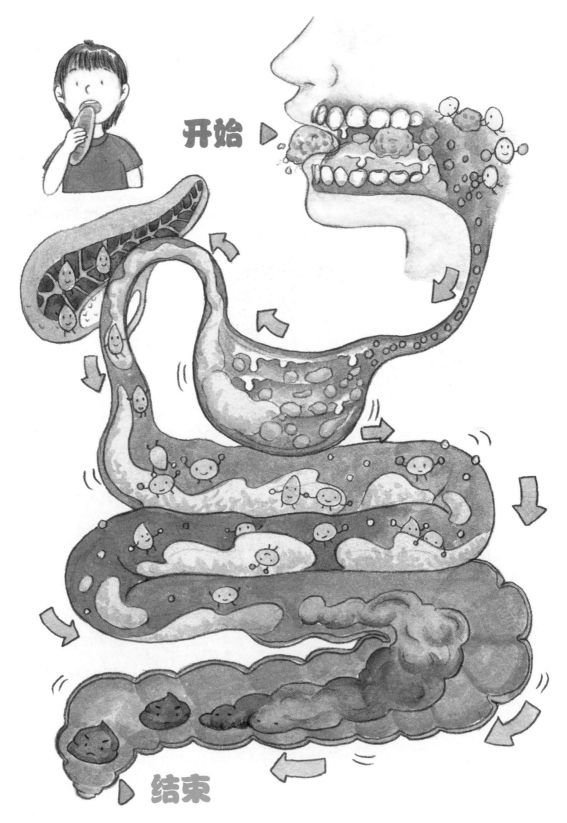

开始 ▷

◁ 结束

各消化器官的作用

唾液腺：唾液腺分泌的唾液能使食物变软，有助于食物消化。

胃：食物进入胃中，胃就开始蠕动，将胃液和食物搅拌在一起，使食物变成粥状物，以便继续消化。

胰：胰液参与所有有机食物的消化。

肝脏：可以分泌胆汁，并解毒有害物质。

胆囊：进食时，尤其是进食脂肪性食物时，胆囊收缩，使储存在胆囊内的胆汁进入十二指肠，促进脂肪的消化和吸收。

小肠：当食物进入小肠后，小肠会分泌肠液与食物混合，分解食物中的糖类、蛋白质和脂肪等，同时吸收营养。

大肠：整个消化过程产生的废物和残渣经大肠、直肠和肛门排出体外。

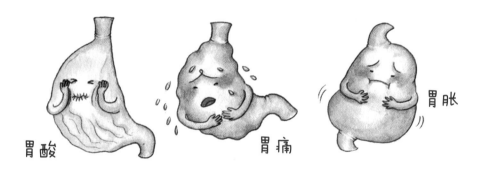

胃酸　　胃痛　　胃胀

如果吃太多，胃会非常非常难受。

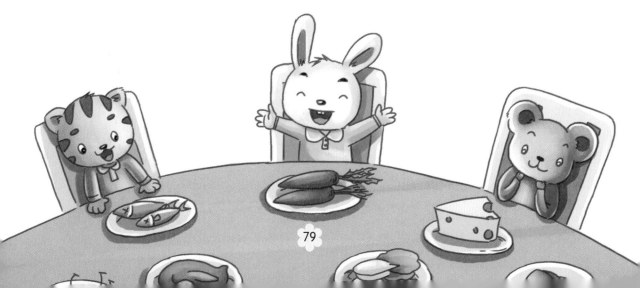

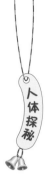

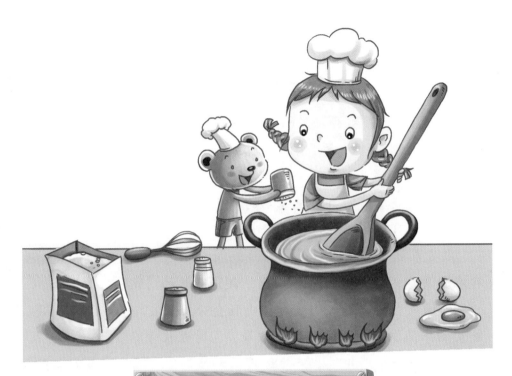

食物是怎样被我们消化的

当我们吃面包时，牙齿将面包嚼碎，舌头进行搅拌，唾液把面包中的部分淀粉分解成麦芽糖。

然后，被嚼碎的面包进入胃部，胃部蠕动起来，进一步搅拌和磨碎面包，胃液将面包中的淀粉初步消化。

紧接着，变成粥状物的面包会被蠕动的胃推进小肠的起始部分——十二指肠，胰液和肠液把蛋白质、糖分等分解成人体能够吸收的成分。

最后，剩余没有多少营养的物质会进入大肠，这些物质就是粪便。粪便最后经肛门排出。

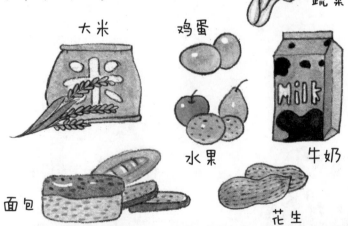

蔬菜

大米　　鸡蛋

水果　　牛奶

面包　　花生

倒立能吃进东西吗

食管周围分布着肌肉，当食物进入食管上端，食管肌肉会发生波形蠕动，逐渐向胃收缩，因而推动食物向胃里运动。这一特点是不受重力因素影响的。所以倒立时，仍然能吃进东西。

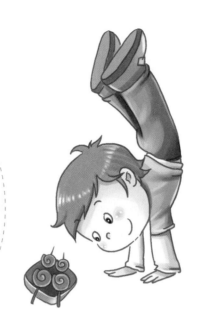

消化不良

我们身体分泌的消化液是有限的。如果吃得太多，一些食物就不能被完全消化、分解而堆积在胃里。这时候，我们就会觉得恶心想吐，这就是消化不良。

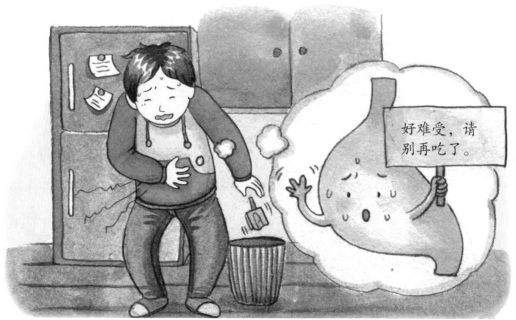

好难受，请别再吃了。

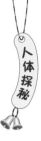

不会被消化掉的胃

食物在胃里能被消化，分解成人体能够吸收的成分，为什么胃不会被消化掉呢？

因为构成胃壁的细胞能够分泌一层类似脂肪的物质，这层物质是胃黏膜，能够抵御胃酸的腐蚀。

但是，如果人们没有按时吃饭，那么大量的胃酸在胃里得不到稀释和使用，久而久之，胃酸就会伤害胃壁，造成胃溃疡等胃部疾病。

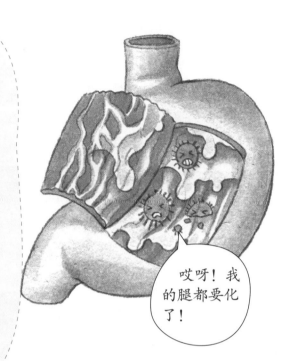

哎呀！我的腿都要化了！

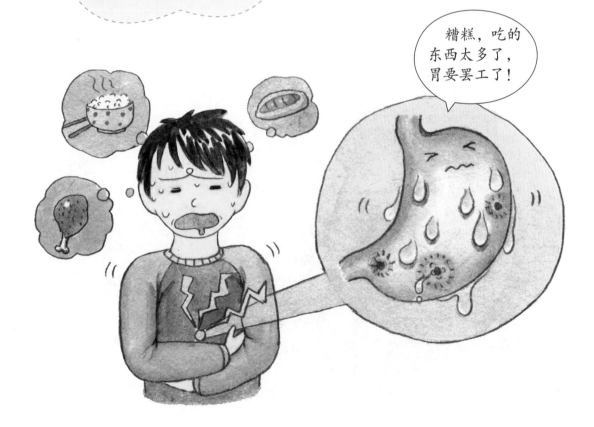

糟糕，吃的东西太多了，胃要罢工了！

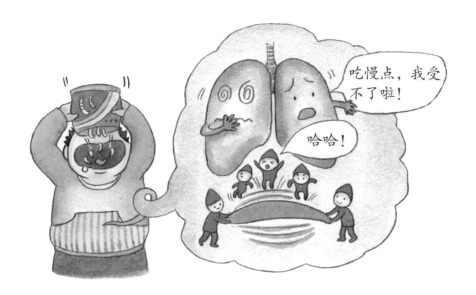

打嗝

    打嗝是一个很复杂的过程。我们都知道，正常情况下，膈肌都是有规律地运动来参与呼吸活动。但是，膈肌有时会闹别扭，突然抽搐起来，这时我们就会打嗝。这主要是我们吃东西速度太快而造成的！

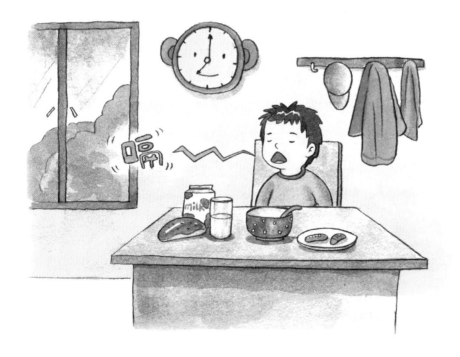

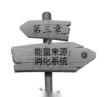

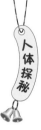

人体探秘

咕咕叫的肚子

　　肚子饿了，就会发出"咕咕"的声音。这是为什么？食物被消化完之后，胃部还会继续收缩，引起饥饿的感觉，这种胃收缩运动就是饥饿收缩。当胃进行饥饿收缩时，胃内的东西在胃里一会儿被挤到东，一会儿又被挤到西，结果发出"咕咕"的声音。

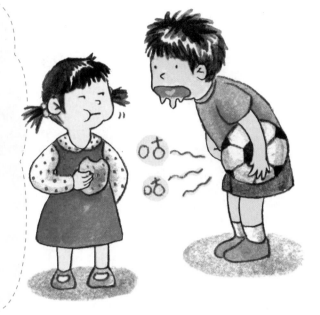

饥饿的感觉

　　饥饿收缩一般只延续半小时，因此半小时之后饥饿的感觉就会消失。因此，饿过了头，反而不想吃东西了。

第四章

气体交换站：呼吸系统

我们每时每刻都做呼吸运动，吸入氧气，呼出二氧化碳，维持生命机能。在这一过程中，呼吸系统发挥着巨大的作用。

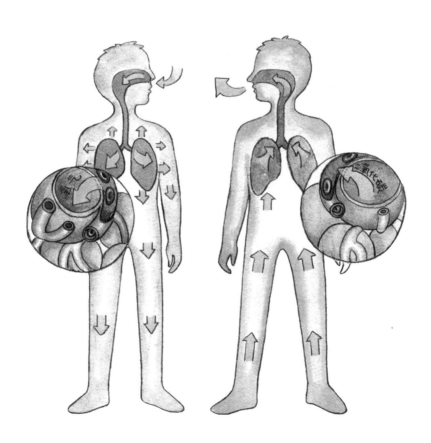

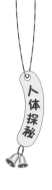

吸气时，空气由呼吸道进入到肺部，氧气通过肺部的毛细血管进入到血液中，以维持人的生命。人们呼气时，人体中的"废气"又经过呼吸道呼出体外。

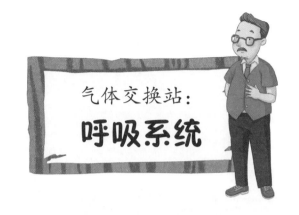

气体交换站：
呼吸系统

呼吸系统的组成

呼吸系统由呼吸道和肺两部分组成，呼吸道主要是指鼻腔、咽、喉、气管、支气管。在呼吸系统中，肺是最主要的器官，它位于胸腔内，气体交换就是在这里发生。

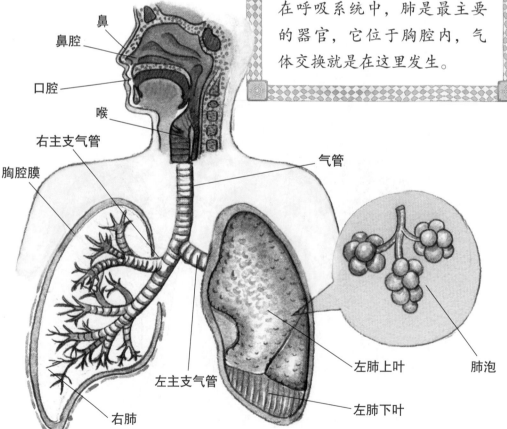

鼻
鼻腔
口腔
喉
右主支气管
胸腔膜
气管
左肺上叶
肺泡
左主支气管
左肺下叶
右肺

呼吸小·秘密

开始呼吸了，空气通过咽部进入气管，然后再进入肺部进行气体交换。气管有两个主分支，一个通往左肺，另一个则通往右肺。左、右主支气管上有许多细密的"树枝"，"树枝"上挂满了气球一样的小泡泡——肺泡，肺泡周围有微小密集的血管，气体就是在这里进行交换。

在水里不能呼吸

游泳时，我们紧闭口鼻，这是因为我们不能在水里呼吸。但游泳时，我们的身体需要氧气，只能够依靠储存在肺部的氧气，因此我们在水下并不能待太久。

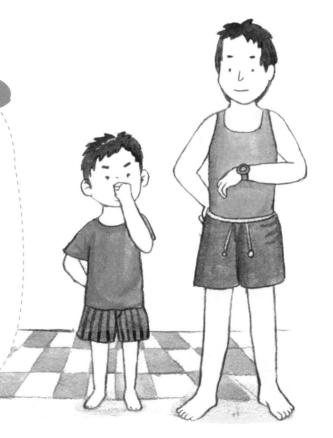

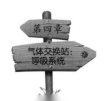

第四章

气体交换站：呼吸系统

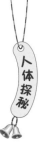

呼吸道的作用

呼吸道的主要功能是在肺与外界空气之间进行运输气体。此外，呼吸道还具有保护功能，对吸入的气体进行加温、湿润、过滤和清洁。

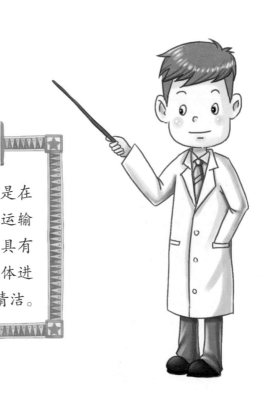

呼吸系统剖析

鼻腔：鼻腔中的鼻毛对吸入的空气进行过滤。

咽：咽是一个前后略扁的漏斗形管道，它是继鼻腔之后的又一个"空气加工站"。

喉：喉既是呼吸通道，也是发音器官。

气管：气管是从喉通向肺的弹性管道。

支气管：与气管相似，但支气管管径较细，管壁较薄。

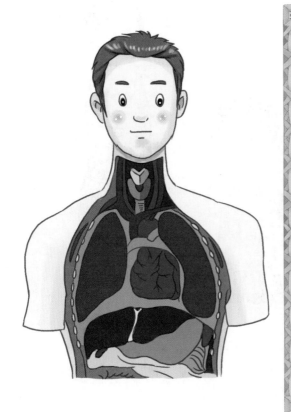

吸气时，身体吸入大量氧气　　　　呼气时，二氧化碳经肺部排出

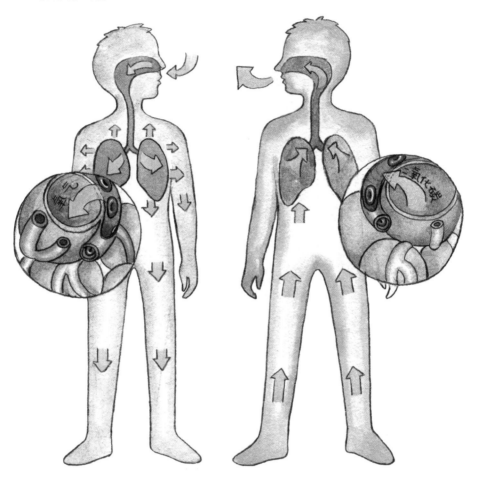

氧气的人体之旅

　　氧气通过肺泡进入血液，与血红蛋白结合，然后搭乘动脉血这辆"列车"进入心脏。接着，通过心脏收缩的动力，它们奔流到全身，给各个器官提供氧气。器官"吃"饱氧气之后，把工作时产生的二氧化碳排放到血液里，接着再流回心脏，进入肺动脉，然后到达气体交换站——肺泡，最后二氧化碳通过鼻或口排出体外。

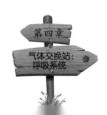

第四章
气体交换站：
呼吸系统

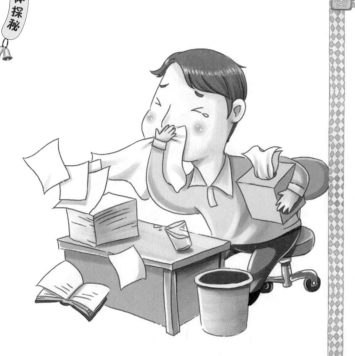

肺的重要性

肺是呼吸系统的主要器官，是气体交换的场所；左右支气管进入左右两肺后反复分支，愈分愈细，形成许多树枝状的分支。分支到细支气管时，管壁的软骨环消失；细支气管再分支到呼吸性细支气管时，其管壁的某些部分向外突出，就形成了肺泡。

有意思的数据

每天，经过我们肺部的空气大约有 12000 升。

每年，通过我们肺部的气体大约有 500 万升。

人类在水中屏住呼吸的最长纪录是 22 分钟。

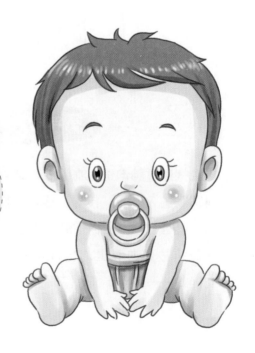

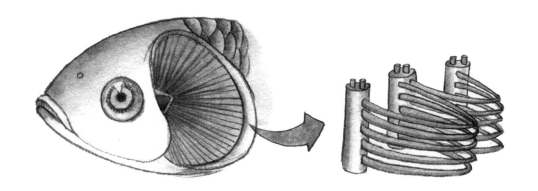

鱼儿呼吸之谜

　　很多小朋友看到鱼儿可以在水中自由自在地生活，感到很羡慕。于是就产生疑问：人不能在水里生活，鱼儿为什么可以呢？

　　人类的肺不能从水中获取氧气，在水里待的时间稍微久一点儿，就有可能造成生命危险，所以人不能在水里生活。但是鱼儿是靠鳃呼吸的，鱼鳃里有大量的毛细血管，它能帮助鱼儿从水里吸收氧气，所以鱼儿能在水里生活。

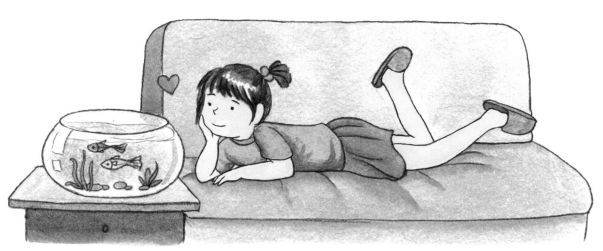

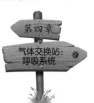

第四章
气体交换站：
呼吸系统

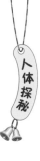

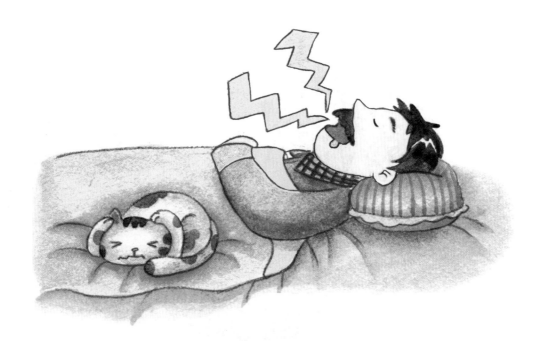

睡觉时打鼾

很多人睡觉时会发出"呼噜呼噜"的鼾声,打鼾到底是怎么回事呢?

人在睡觉的时候,身体处于放松状态,肌肉也会松弛,咽部的通道会变窄。当空气经过这里时,就会引起振动,从而产生鼾声。

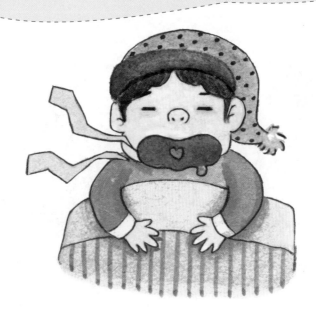

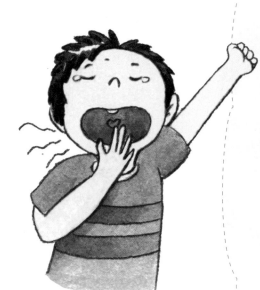

打哈欠

　　我们在很累的时候，通常会打一个哈欠，这是怎么回事呢？

　　打哈欠是大脑发出的一种信号，是大脑在对我们说："好累呀，我都没有氧气了！"

　　经过长时间的学习或工作，我们血液里的二氧化碳增多。大脑感觉自己得到的氧气变少了，不得不发出求救的信号：闭上眼睛，张开口，鼓起胸腔吸入一大口空气——打一个大哈欠。随着进入肺部的空气增多，大脑得到了充足的氧气，我们就不会觉得那么累了。

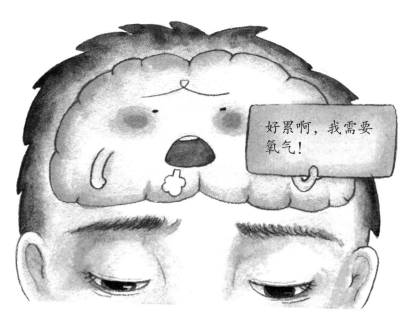

好累啊，我需要氧气！

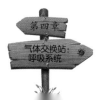
第四章
气体交换站：
呼吸系统

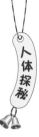
最好用鼻子呼吸

　　我们的鼻子里有许多鼻毛，能过滤空气中的灰尘和病菌。即使某些灰尘和病菌溜过鼻毛，鼻涕也能黏住它们。而且当空气里的刺激性气体刺激了鼻子里的神经组织时，人就会打喷嚏，将粗粒灰尘和有害气体喷出来。不过，打喷嚏时不要对着人，这样非常不礼貌，也不健康。

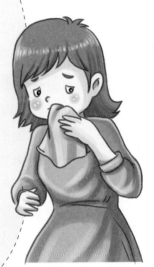
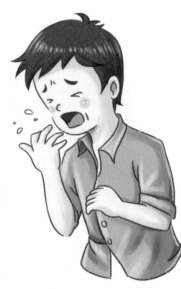

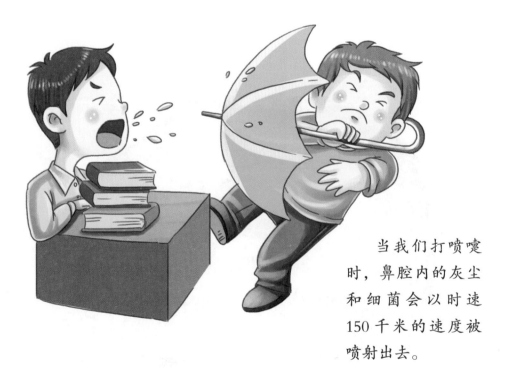

　　当我们打喷嚏时，鼻腔内的灰尘和细菌会以时速150千米的速度被喷射出去。

呼吸运动

　　呼吸运动是受呼吸肌的控制，由于呼吸肌有规律地收缩和舒张，牵引着肺有节奏地运动，才使得吸气和呼气有规律地交替进行。

　　呼吸肌受呼吸中枢的控制，由神经末梢这类感受器来调节。呼吸中枢有很多，它们位于脑内，最基本的呼吸中枢叫"脑干呼吸中枢"。

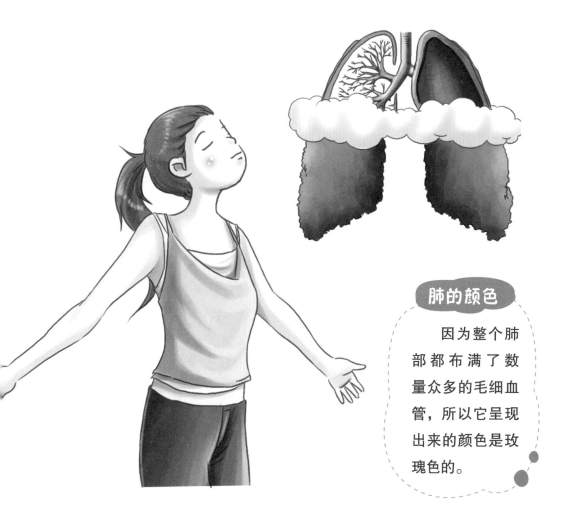

肺的颜色

　　因为整个肺部都布满了数量众多的毛细血管，所以它呈现出来的颜色是玫瑰色的。

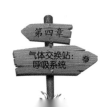

第四章

气体交换站：
呼吸系统

第五章

运输网络：循环系统

在我们的身体中，循环系统就像是公路和铁路，密密麻麻，调配着身体各部分的"资源"，负责把养分、氧气运输到身体的各个部位。

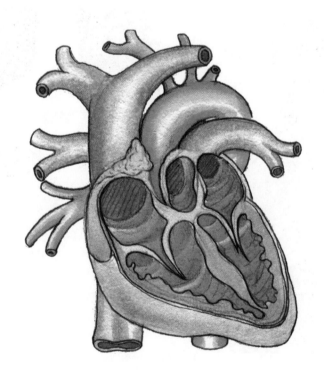

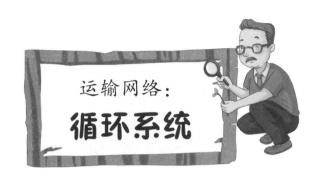

运输网络：
循环系统

摊开地图，我们可以看见上面到处都是密密麻麻的铁路和公路，铁路和公路组成了我们国家的运输网，旅客和货物正是通过这些运输网被运送到各地的。

我们身体里的循环系统，就像运输网一样，时刻不停地往全身各个部位输送营养物质、血液和氧气等，为身体提供能量。

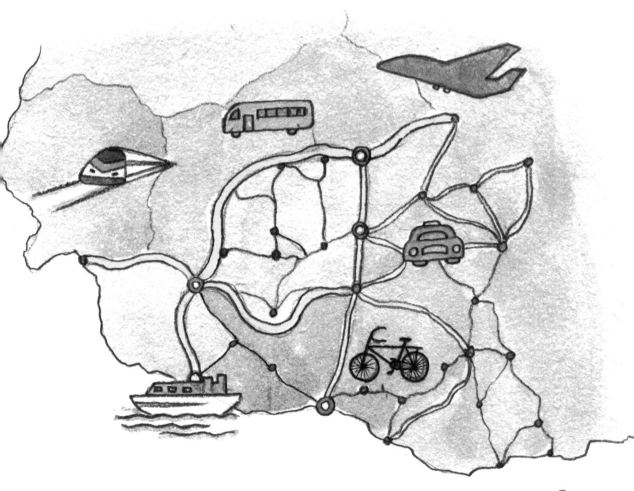

第五章
运输网络：
循环系统

心血管系统

循环系统有两兄弟，一个是心血管系统，一个是免疫系统。心血管系统由心脏、血管及其包含的血液组成，负责向全身各个组织运送营养物质和氧气。

心脏是心血管系统的中心，它通过搏动，用压力将血液输送至全身。

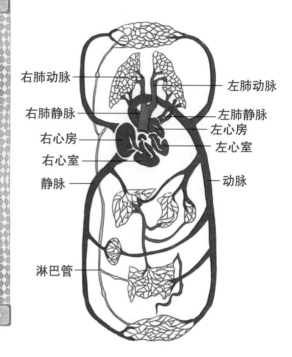

右肺动脉
右肺静脉
右心房
右心室
静脉
淋巴管

左肺动脉
左肺静脉
左心房
左心室
动脉

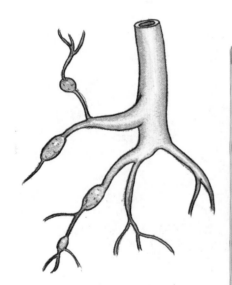

免疫系统

如果说心血管系统是铁路，那么免疫系统就是公路。

免疫系统主要指淋巴系统，是我们最重要的防卫系统。在我们的身体中，血管会不断地渗出液体，淋巴管则会将这些液体回流到血液，并过滤其中的病原体。

淋巴的作用

当细菌或病毒入侵我们的身体时，淋巴细胞"战士"就会集合起来，与敌人——细菌或病毒厮杀。这时，感染部位的淋巴结就会肿大。

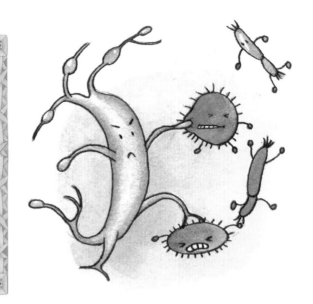

心脏的结构

心脏是维持我们生命最重要的器官之一。它可以分成4个部分，就好像是4个房间，因此我们把心脏的这4个部分叫做左心房、左心室、右心房和右心室。在房室之间，还有一扇门——瓣膜，可以防止血液倒流。

主动脉

上腔静脉

左心房

左心室

右心房

下腔静脉

右心室

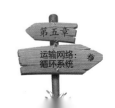

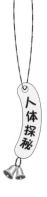
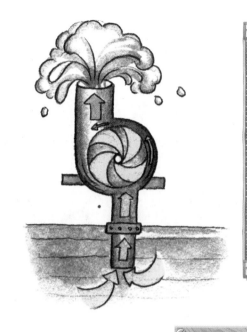

工作中的心脏

心脏要不停地收缩和扩张，每天大约10万次。每次收缩，心脏都将相当于一杯水容量的血液送入动脉血管。每天，会有大约8000升的血液经过心脏。

动脉和静脉

我们身体里的血管，可以分成动脉和静脉。动脉是运送血液离开心脏的血管，动脉中的血液含氧气较多，血色鲜红。静脉是把血液送回心脏的血管，静脉中的血液含有较多的二氧化碳，血色暗红。

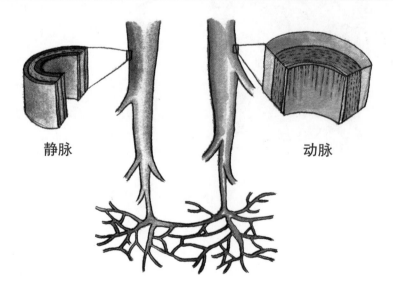

静脉　　　　　　　　　　　　动脉

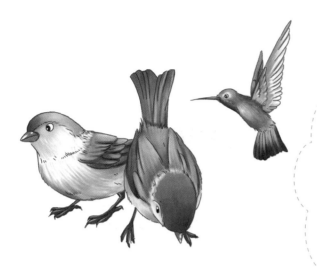

动物们的心脏

动物越小，心率就越快。鲸类的心脏每分钟收缩 9 次，大象的心脏每分钟收缩 25 次，麻雀的心脏每分钟收缩 500 次，蜂鸟的心脏每分钟收缩 1200 次！

当我们剧烈运动时，我们的心脏会加速工作，以便身体更好地执行任务！

氧气

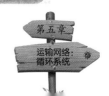

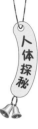
人体探秘

运动时心·跳加速

我们在运动时，需要更多的氧气和能量，因此，肺部会更快地呼吸。为了将肺部吸进来的氧气迅速地运送到运动着的肌肉中去，血液循环就必须加快，心脏就必须更迅猛地搏动，因此心跳就会加快。

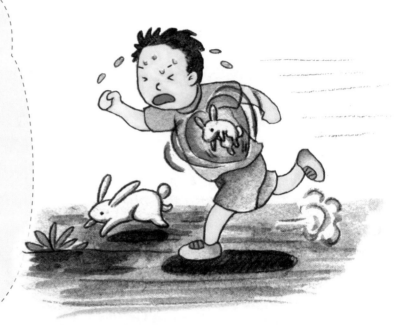

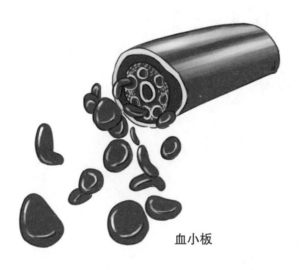

血小板

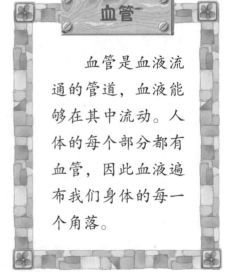

血管

血管是血液流通的管道，血液能够在其中流动。人体的每个部分都有血管，因此血液遍布我们身体的每一个角落。

血管是蓝色的吗

人的血液是红色的。可是，为什么我们的血管看起来是蓝色的呢？这是因为我们平时看到的血管都是静脉血管，里面流着静脉血，呈暗红色。再加上我们黄种人的肤色较深，因此，看起来血管就是蓝色的。

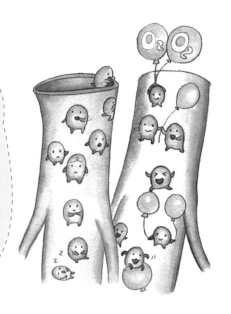

血管的长度

一个成年人的体内大约有上千亿条血管，如果把它们连接起来，其长度至少有9.6万千米以上，足以环绕地球赤道两周半。

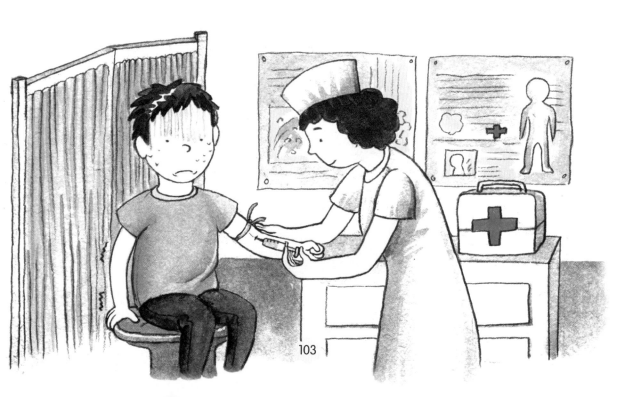

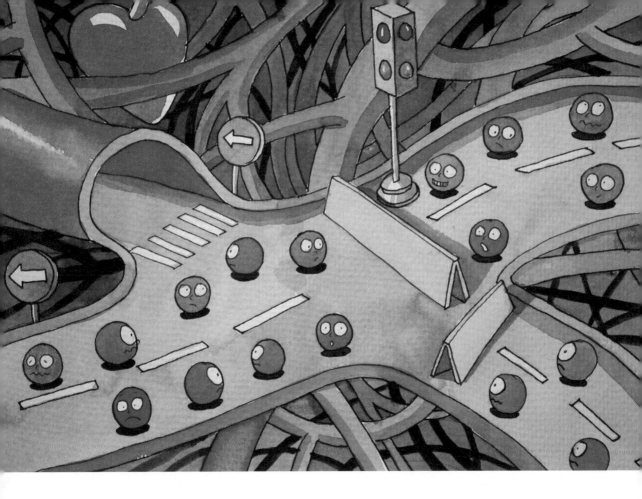

无处不在的血管

无论血管是粗是细，分布在皮肤的表层还是深层，这些血管和不计其数的细微分支都布满了你的整个身体！

血液的作用

血液是我们生命的源泉，每个人都离不开它。

血液的红血球负责把氧和养料运至身体各处，并运走二氧化碳和代谢废物。当病菌侵入身体时，血液中的白血球就会吞噬它们。血液还通过输入输出，不断地释放热量，从而使人体保持恒定的体温。

第六章

信息传递站：神经系统

　　我们的身体是一个复杂的"机器"，大脑是这台机器的指挥中心，它通过神经系统给身体的各个器官下达指令，器官又通过神经系统把信息报告给大脑。

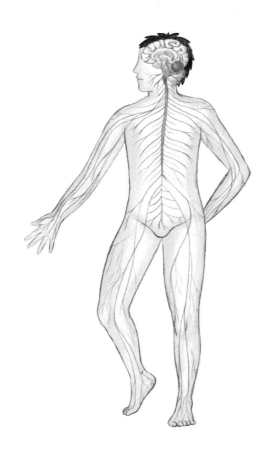

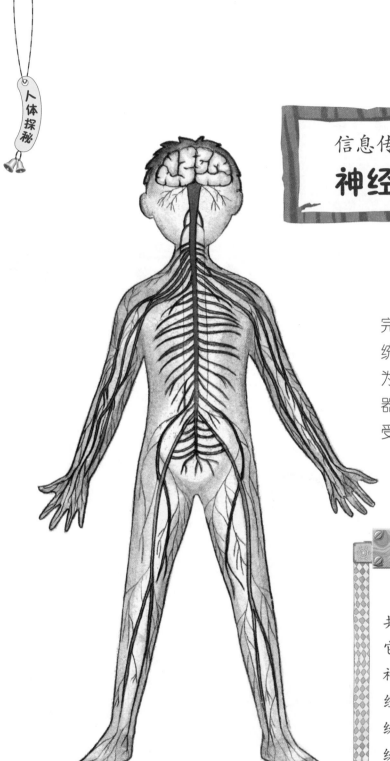

信息传递站：神经系统

我们的身体里有一套完整而先进的信息传递系统——神经系统。就是因为有了神经系统，我们的器官才得以与大脑连通并受其指挥。

神经系统的组成

脑、脊髓和神经共同组成神经系统，它是人体的信息网络。神经系统包括中枢神经系统和周围神经系统。其中中枢神经系统由脑（大脑、小脑、脑干）和脊髓构成，周围神经系统则由脑神经和脊神经构成。

信息的收集

　　就像情报站靠情报员收集信息一样，我们身体也有许多"小情报员"——神经元。神经元是组成神经的基本单位，由细胞体、轴突和树突三个部分构成。圆圆的细胞体是神经元的躯体，细长"手臂"是轴突，它可构成神经纤维；"躯体"的周围长着敏感的树突。树突一旦"触摸"到刺激，就会把信息通过神经纤维传递给大脑。

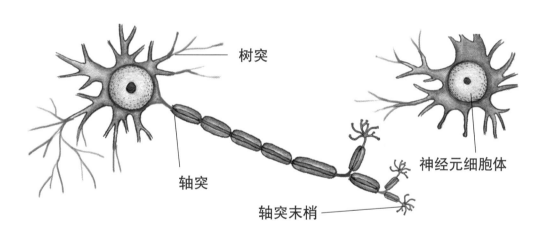

树突

轴突

轴突末梢

神经元细胞体

脊髓

　　脊髓是人和脊椎动物中枢神经的一部分，生长在由椎孔连结而成的椎管里面，上端连接脑最下方的延髓，下端呈圆锥形。

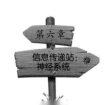

第六章

信息传递站：神经系统

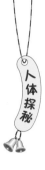
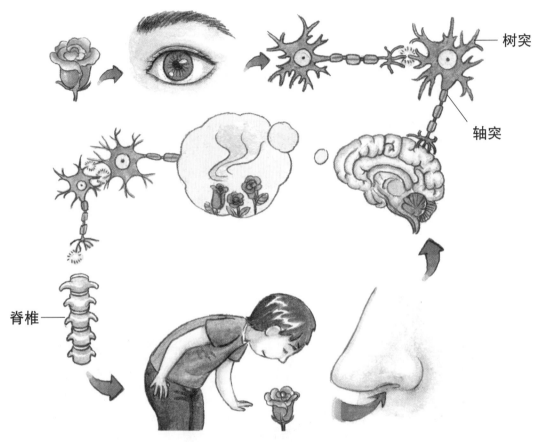

树突

轴突

脊椎

命令的执行

　　当我们看见玫瑰时，视觉神经向大脑报告这个信息，大脑马上回想起以前闻到的芳香，同时命令鼻子"去闻一闻"。于是，控制身体的另一位高级指挥官——脊髓发号施令了。指令一下达，骨骼、肌肉就行动起来，我们便弯下腰，将鼻子凑近玫瑰，深深吸一口气，再通过嗅觉神经将"玫瑰的香味"传递给大脑。

分工合作

　　大脑控制身体，为我们的行动下达指令；小脑负责协调骨骼肌运动和保持身体平衡；脑干用于控制呼吸、消化和心跳；脊髓负责控制大脑和神经之间信息的传递以及各种反应。

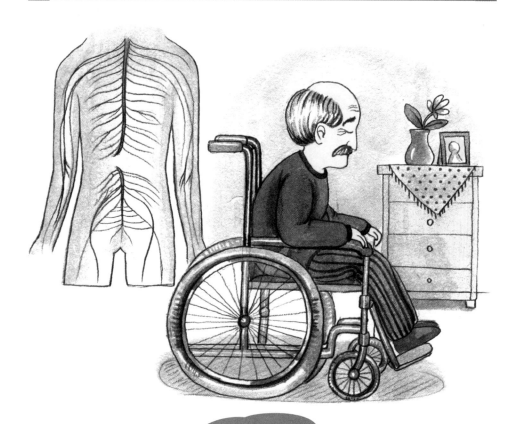

瘫痪的原因

　　有人瘫痪了，那是因为他们的神经出了问题。他们的神经元收集到了信息，却不能将信息传递到大脑。大脑得不到情报，自然无法产生任何感觉，更别提发号施令了。

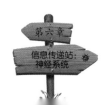

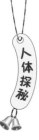
人体探秘

剪指甲不会痛

俗话说："十指连心。"手指上受一点小伤，我们就会感到剧烈的疼痛。但是剪指甲为什么不会疼呢？

指甲是由手指的表皮角质层的变形物一层层积累而成的。这些表皮角质层的变形物很坚硬，因此指甲才能起到"盾牌"的作用。正因为指甲是由这些硬质的表皮角质层的变形物积累而成的，里面并没有神经，所以剪掉指甲我们才不会觉得痛。

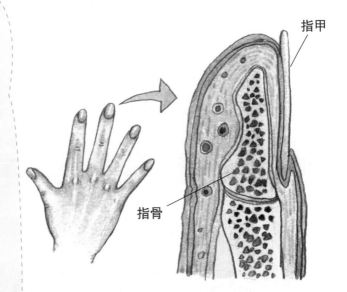

指甲

指骨

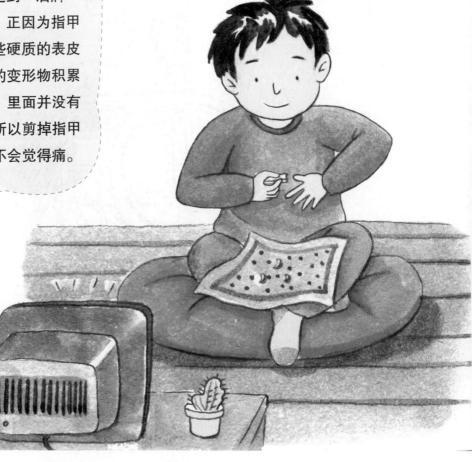

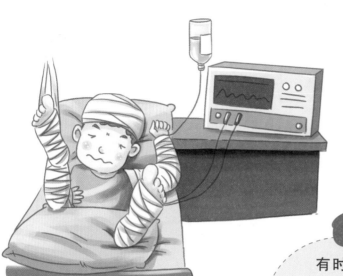

信息的传递

有时候，我们做出动作，大脑并没有参与进来。比如，当手掌皮肤感知到疼痛时，信息被传递给脊髓，然后又被传递到专门控制臂部肌肉的神经。肌肉服从控制，迅速抽回手掌。在这个动作中，大脑没有参与。

第一架显微镜

1660 年，英国学者罗伯特·虎克是第一个借助显微镜描绘细胞的人。于是，一个肉眼无法观测到的微观世界展现在我们的眼前。

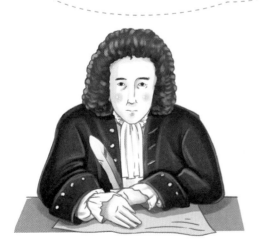

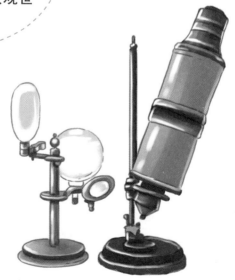

111

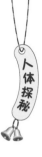

精神病和神经病

　　精神病与神经病都是神经系统出现的毛病，但它们是有区别的。精神病是大脑的情感、思维、意志等高级功能发生了紊乱，主要表现为神志不清、胡言乱语等。神经病则是神经系统发生病变，主要症状为疼痛、麻木、肌肉萎缩、瘫痪等。二者的发病原因和症状都不相同，所以不是一回事。

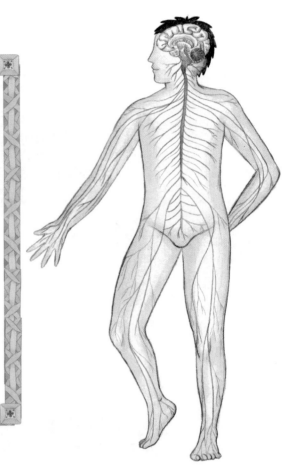

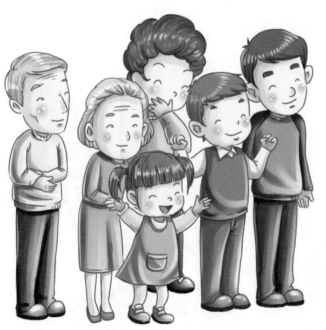

　　神经元接收、分析以及产生的信息，都是以电波的形式快速地通过神经传送的。

第七章

调节开关：内分泌系统

人体的内分泌系统是一个神奇的"家伙"，我们想要长高，它就会分泌生长激素；想要爆发巨大的力量，肾上腺就会分泌激素……内分泌系统的作用实在太大了，人类的新陈代谢、生长发育、繁殖后代等都离不开它。

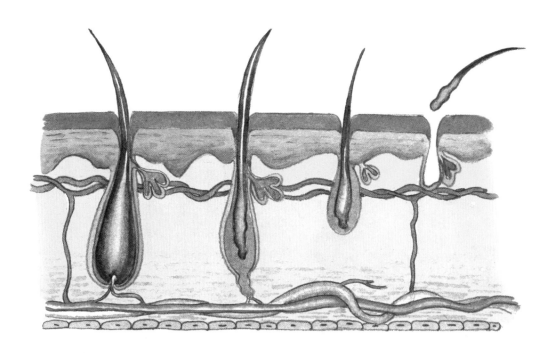

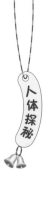

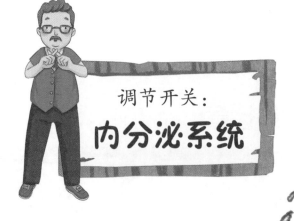

调节开关：
内分泌系统

　　我们想要长高，需要生长激素；我们想要爆发力量，需要肾上腺素；如果我们缺乏碘，脖子就会肿大，这是甲状腺素在闹意见。这些奇怪的"生长激素""肾上腺素""甲状腺素"是什么呢？原来它们都是我们身体里的内分泌系统的成员。

内分泌系统的成员

藏在我们脑袋里面、跟豌豆差不多大的垂体可分泌生长激素，帮助我们长高；喉咙处的甲状腺分泌甲状腺素，调节我们的新陈代谢；长在肾脏上面的肾上腺对蛋白质、盐分等的代谢有调节作用；胰腺可分泌胰岛素调节血糖；还有负责增强免疫力的胸腺以及促进性发育的性腺；等等。它们互相配合，构成了我们身体的内分泌系统。

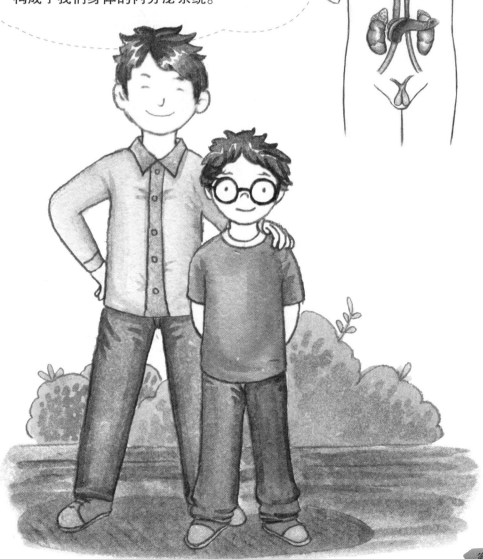

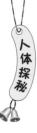

激素是什么?

激素又叫"荷尔蒙",人类、动物、植物都有荷尔蒙,它是一个神奇的"化学魔法师"。在它的"控制"下,植物会在春天开花,秋天结果;动物会在冬天迁徙或冬眠;我们人类会生长、发育。而我们的内分泌腺,就是制造激素的"工厂"。

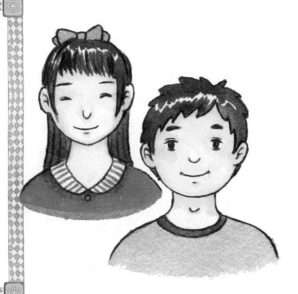

男女有"别"

男人的喉结突出,女人没有喉结。男人的肌肉比女人发达,骨骼比女人坚实。男女之间的最大差别,则是有着不同的生殖器官。

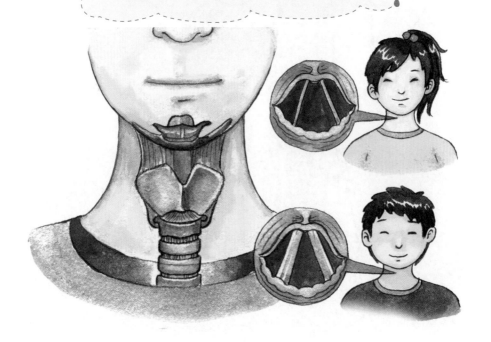

内分泌系统的功能

内分泌系统能调节我们身体的生理过程，包括代谢、生长、发育和生殖。它还能使身体适应环境的变化。比如，在失血、休克、高烧、争斗等不利的环境中，肾上腺激素的分泌会大大增加，从而提高身体对环境的适应能力。

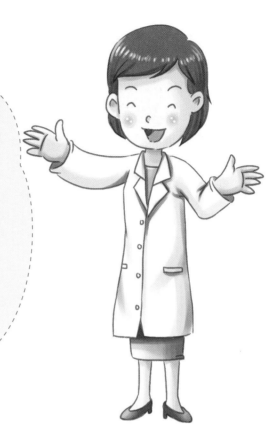

为什么要补碘？

在我们的脖子上，靠近气管顶端的地方有一对腺体叫"甲状腺"，它们分泌甲状腺素。甲状腺素能促进生长发育，提高新陈代谢的速率。如果想要甲状腺正常工作，分泌足够的甲状腺素，就需要碘！所以，我们需要补充一些碘！

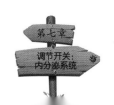

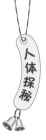

为什么会长痘痘？

进入青春期后，在雄性激素的刺激下，皮脂分泌物逐渐增加，而皮肤的"盔甲"——角质层越来越厚，毛囊里的皮脂排不出来，就只能一层层地堵在毛囊里。随着毛囊里皮脂的堆积，毛囊口就逐渐隆起了一个小包。于是，毛囊里有很多细菌，而它们会引起血液里的"卫兵"——白细胞的注意。白细胞赶来与细菌"战斗"，就会引起毛囊发炎，于是长痘痘了。

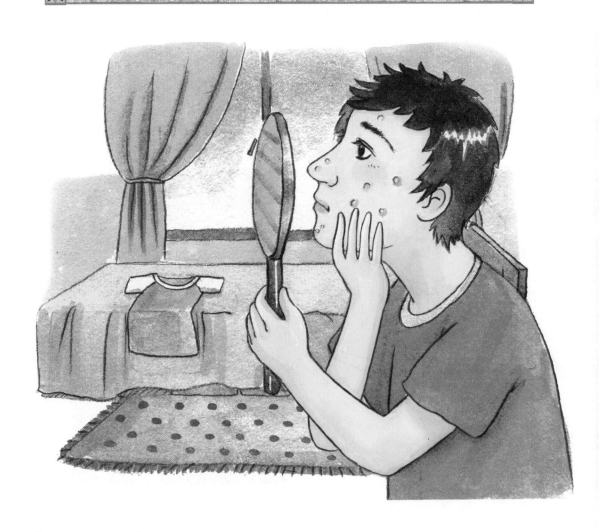

为什么男孩长胡子？

男孩进入青春期后，身体会分泌很多雄性激素，它能使毛发变粗变黑，因此男人会长胡子。女孩身体里的雄性激素很少，而雌性激素却很多，雌性激素阻止胡子的生长，因此女人不会长胡子。

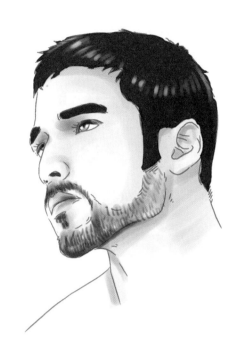

侏儒的原因

侏儒就是个子很矮小的人。脑垂体能分泌多种激素，如生长激素、促甲状腺激素、抗利尿激素等。其中，生长激素能促使骨骼生长。如果一个人小时候的生长激素分泌严重不足，骨骼就不能得到充分生长，它就可能成为侏儒。

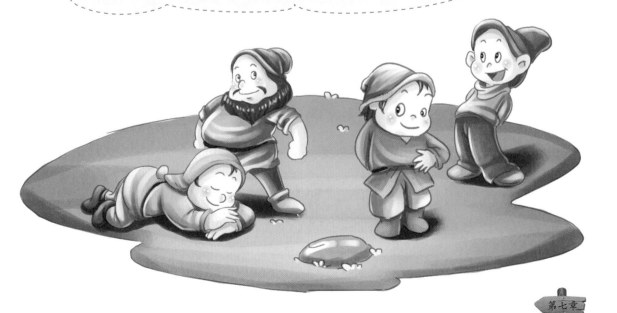

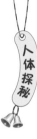

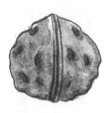

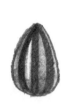
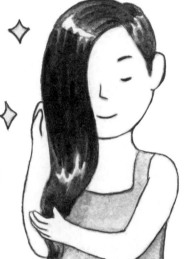

瓜子、芝麻、核桃等食物有利于头发生长哟！

头发变白的原因

年轻人大多有一头乌黑的头发，但年纪大了，头发通常会变成白色，这是为什么呢？头发中含有很多黑色素，但是随着年龄的增长，人体的激素分泌逐渐减少，黑色素也会慢慢变少，这时就开始出现白头发。由于缺乏黑色素，即使头发重新长出来，也是白色的。

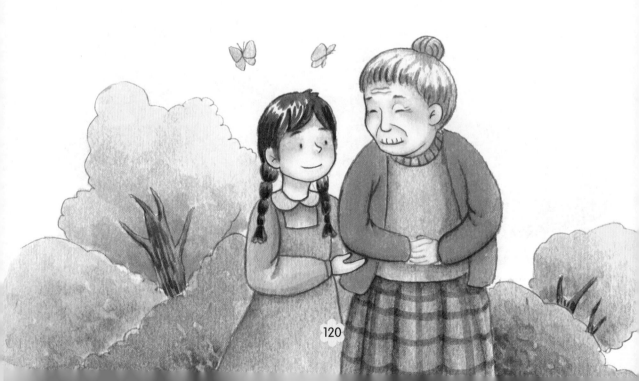

第八章

大支架：运动系统

我们每天都要运动，比如步行、奔跑、跳跃。可是你知道我们在做这些运动的时候，是什么在发挥作用吗？当然就是运动系统啦！

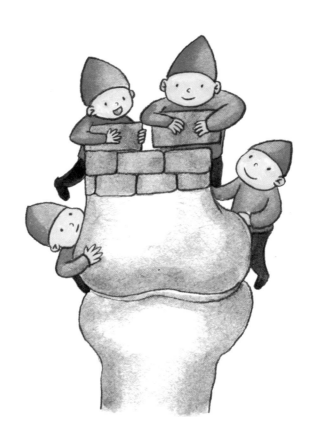

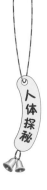

当我们观看体育节目时，运动员矫健的身姿总会给我们留下深刻的印象。为什么体操运动员能够轻松地完成各种动作？为什么游泳健将能像鱼儿一样在水中快速游动？为什么举重能手可以举起两三百千克重的杠铃？这是因为他们有一套坚韧的运动系统在支持他们，帮助他们完成各种高难度动作。

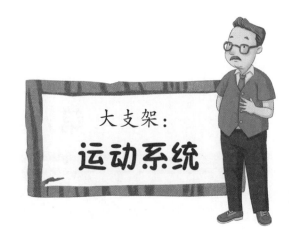

大支架：
运动系统

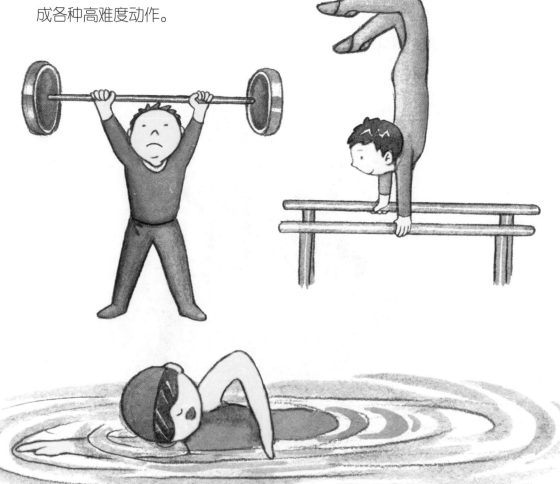

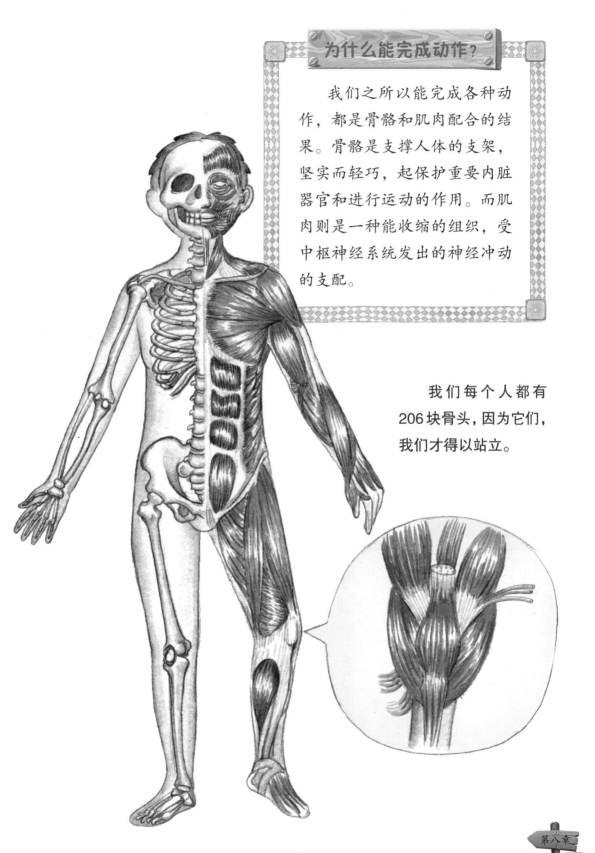

为什么能完成动作?

我们之所以能完成各种动作，都是骨骼和肌肉配合的结果。骨骼是支撑人体的支架，坚实而轻巧，起保护重要内脏器官和进行运动的作用。而肌肉则是一种能收缩的组织，受中枢神经系统发出的神经冲动的支配。

我们每个人都有206块骨头，因为它们，我们才得以站立。

第八章

大支架:
运动系统

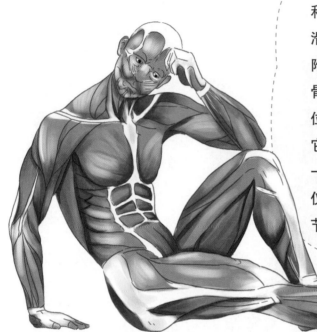

肌肉的类型

我们身上的肌肉按结构和功能可以分为骨骼肌、平滑肌和心肌。骨骼肌主要是附在骨骼上的肌肉，能牵拉骨头进行运动；平滑肌主要位于内脏器官和血管壁上，它运动起来缓慢平稳，就像一阵一阵连续的波涛；心肌仅存在于心脏，它使心脏有节奏地跳动，永不停顿。

我们是如何微笑的？

微笑，看似很简单的一个动作，但其实过程很复杂——当大脑下达"微笑"的指令后，神经系统会将指令传达给脸上的表情肌，于是表情肌才会"微笑"。

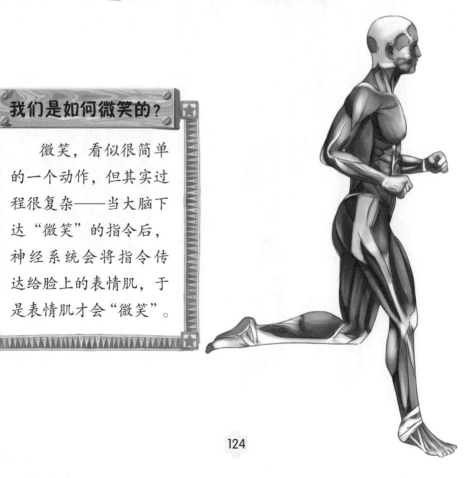

骨骼的成员

我们身上的骨骼可以分为两组：头颅、脊柱及胸廓形成了人体的中轴骨骼，它是人体的垂直轴；四肢骨、肩胛骨和髋骨则构成了人体的附肢骨骼。此外，人体的骨骼上附有肌肉和关节，因而我们的身体能够活动自如。

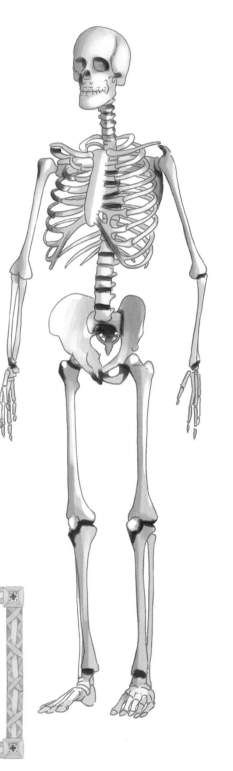

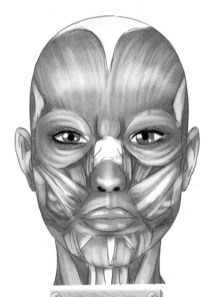

趣味·小·知识

最大的肌肉是臀大肌，最小的肌肉是镫骨肌肉，最敏捷的肌肉是眼轮匝肌，舌头包括14块不同的肌肉，扮鬼脸需要动用脸部和颈部超过15块的肌肉！

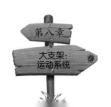

第八章

大支架：
运动系统

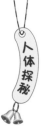

关节的作用

　　我们之所以能活动自如，关键在于拥有关节。关节是两块或两块以上骨骼相连的部分。有些关节很大，大到足以承担人体的全部重量；有的很小，小到人的肉眼都无法看见。

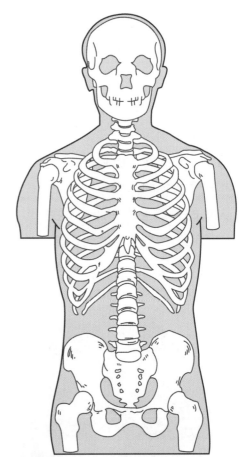

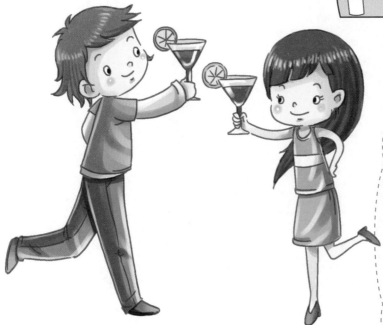

男女骨骼的不同

　　女性的骨盆比男性的宽，中间有个大而圆的孔。男性的骨盆虽然也有孔，但直径小，而且是心形的。此外，女性的胸骨比男性的宽而短，头骨轮廓比较圆滑，腕骨比较纤细，颌骨较小。

肌纤维的构造

我们的肌肉由肌细胞组成，肌细胞含有大量的肌丝，具有收缩运动的特性，是躯体及四肢运动和体内消化、呼吸、循环、排泄等生理活动的动力来源。

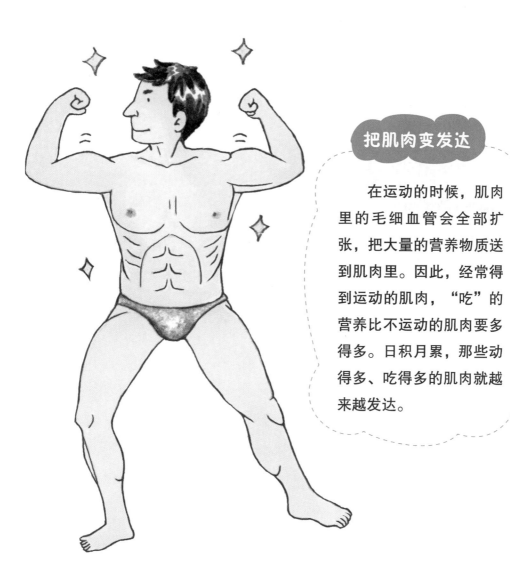

把肌肉变发达

在运动的时候，肌肉里的毛细血管会全部扩张，把大量的营养物质送到肌肉里。因此，经常得到运动的肌肉，"吃"的营养比不运动的肌肉要多得多。日积月累，那些动得多、吃得多的肌肉就越来越发达。

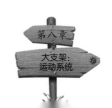

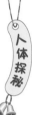

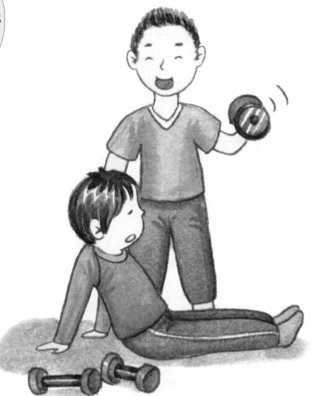

为什么运动后会酸痛？

当我们剧烈运动时，身体的需氧量增加，氧供应不充足，糖类物质只能分解成乳酸并释放出少量的能量。随着运动的继续，肌肉里的乳酸越来越多，那么多乳酸堆在肌肉里，我们便会觉得肌肉又酸又痛。

用力会发热

血液为肌肉输送所需的氧气和营养。在工作的时候，肌肉提供能量，同时还放出热量。这就是在运动之后，人会感到热的原因。

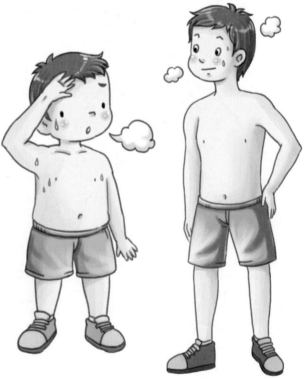

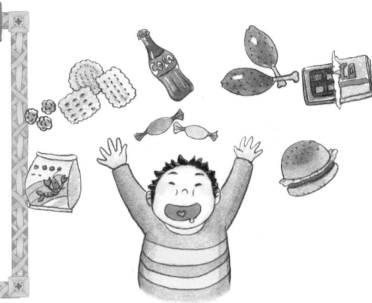

为什么会发胖？

我们每天都会消耗能量，但如果吸收的能量大于活动消耗的能量，那么过多的能量就会慢慢转化成脂肪，从而囤积在身体里。日积月累，我们就会越来越胖！

小胖子的特点

一、特别爱吃。炸鸡腿、薯片、可乐都是小胖子们眼里的美味佳肴。实际上，这些食物不仅有大量的热量，还没有营养。

二、不爱运动。吃饱后能躺着就不坐着，吸收的能量根本没有地方消耗，只能转化成脂肪，让小胖子长成大胖子。

所以我们一定要保持良好的饮食习惯哦！

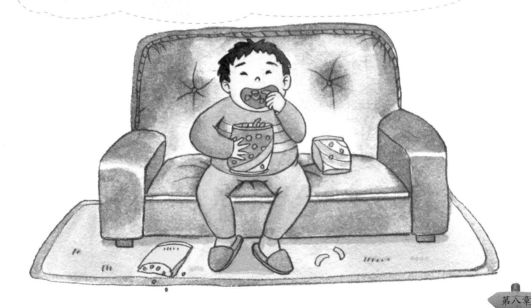

第八章

大支架：
运动系统

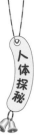

人体探秘

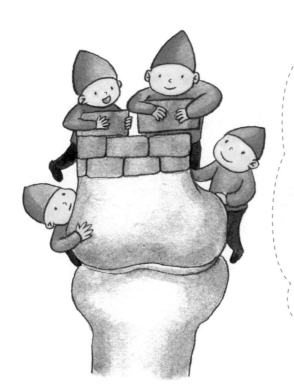

骨骼生长工厂

一般来说，我们身体中的骨头中间像竹筒，是一段坚硬的骨干，骨头的两端是骨骺。在成长期，骨干与骨骺之间是一小块软骨构成的"隔板"——骺板。骺板连着骨化中心，骨化中心是骨骼生长的"工厂"。

骨骼怎样生长?

如果骨骼在生长，骺板也会不断产生骨细胞，骨化中心会将骨细胞骨化，产生新的骨组织。新的骨组织就像一块块小砖头把我们的骨骼越砌越长。不过在我们20岁左右时，骨化中心就会"罢工"。

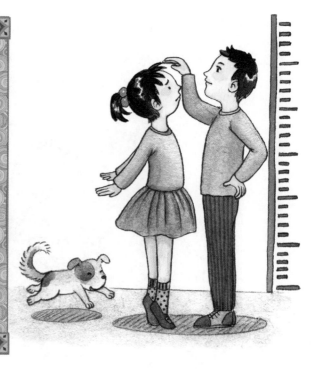

第九章

秘密花园: 生殖系统

对于我们人类来说, 生殖系统实在太重要啦。就是因为有了它, 小宝宝才能出现在这个美丽的世界, 种族才得以延续。

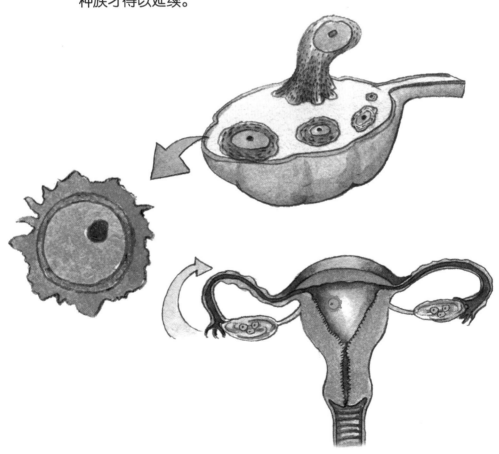

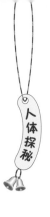
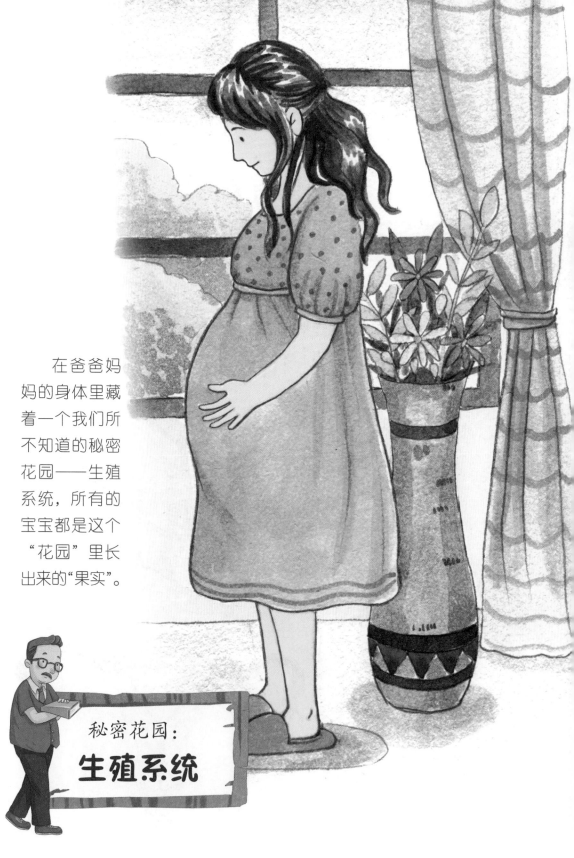

在爸爸妈妈的身体里藏着一个我们所不知道的秘密花园——生殖系统，所有的宝宝都是这个"花园"里长出来的"果实"。

秘密花园：
生殖系统

男女有别

刚刚出生或处于幼儿阶段的男孩、女孩，差别并不大。但是到了青春期，他们就会表现出明显不同的特征：男孩的喉结、胡须逐渐长出来，女孩的乳房则会发育。

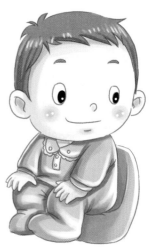

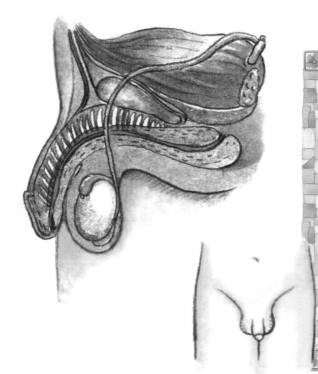

男性的生殖系统

男性的生殖系统分成两个部分：外生殖器和内生殖器。外生殖器由阴茎和阴囊等组成，内生殖器由睾丸、输精管和前列腺等组成。其中，睾丸不仅能够产生精子，还能制造促进男性性发育的雄性激素。

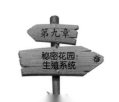

女性的生殖系统

女性的生殖系统也分成外生殖器和内生殖器。外生殖器主要是外阴。内生殖器包括阴道、子宫、输卵管及卵巢等。其中卵巢是生殖腺，负责产生卵子和分泌雌激素。

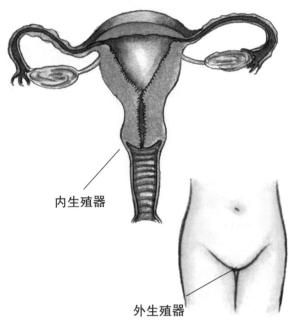

内生殖器

外生殖器

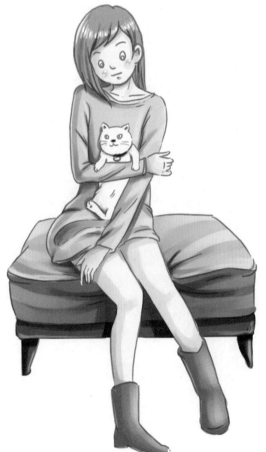

月经现象

女孩成长到 12 岁左右时，会遇见成长发育过程中的一个里程碑——月经初潮。月经是女性最重要的特征之一，这位"好朋友"将会伴随女性直到 50 岁左右。

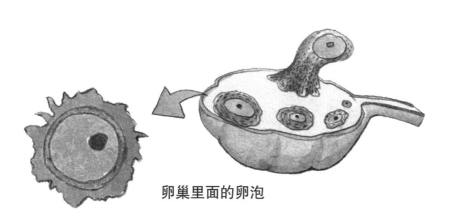

卵巢里面的卵泡

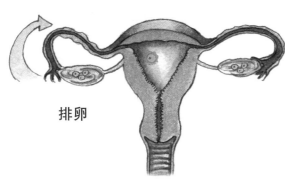

排卵

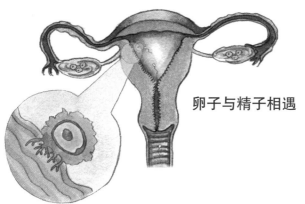

卵子与精子相遇

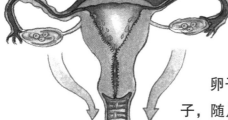

卵子没有遇到精子，随月经排出

为什么会来月经？

　　在女孩的卵巢里有许多盛放卵子的卵泡，卵泡发育成熟后，就开始排卵。如果排出的卵子遇到精子并结合形成受精卵，受精卵就会转移到子宫里，在子宫内膜上发育。

　　如果排出的卵子没有与精子结合，雌激素和孕激素的分泌就会减少，子宫内膜就会剥落、出血，即形成月经排出体外。

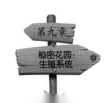

第九章

秘密花园：
生殖系统

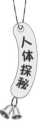

为什么会遗精?

男孩到了12岁左右时,制造精子的"工厂"睾丸开始工作了,它每天会制造亿万个精子,然后与精浆混合在一起,储存在精囊里。但是,精囊的容量是有限的。精囊装满之后,再产生的精液就无处存放了,只能通过遗精的方式流出来。

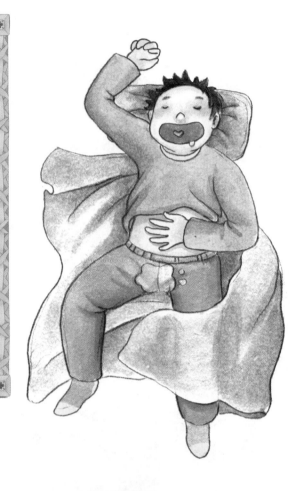

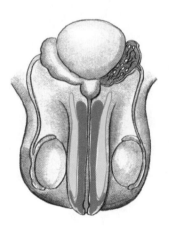

最小的细胞

精子的形状像小蝌蚪,只有0.06毫米长,是男子体内最小的细胞。然而它更是男子体内生命力最强的细胞。即使人死之后,它还能存活近80个小时。

第十章

清洁器：泌尿系统

我们每天都要喝很多水，但是那些水都到哪里去了呢？大部分水都通过小便被排出体外。而这些水的排出，就离不开泌尿系统了。

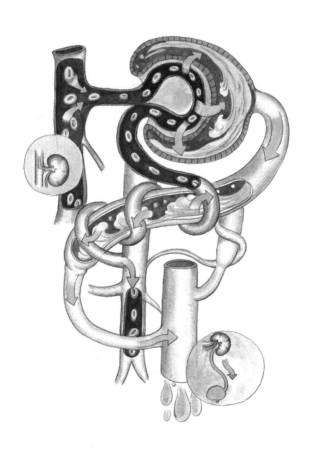

为什么要尿尿?

我们每天要尿尿,这是因为我们身体的细胞内有上百万个化学反应过程在进行,会释放出很多废物,泌尿系统就将废物和多余的水分从血液中过滤出来,然后排出体外。

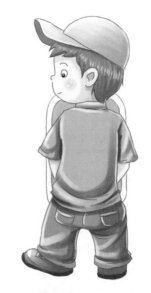

我们的身体需要一个像城市下水道一样的系统,用来排出多余的水分,这个系统就是泌尿系统。

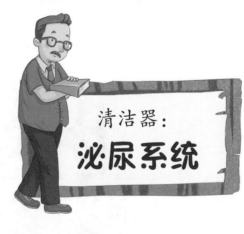

清洁器:
泌尿系统

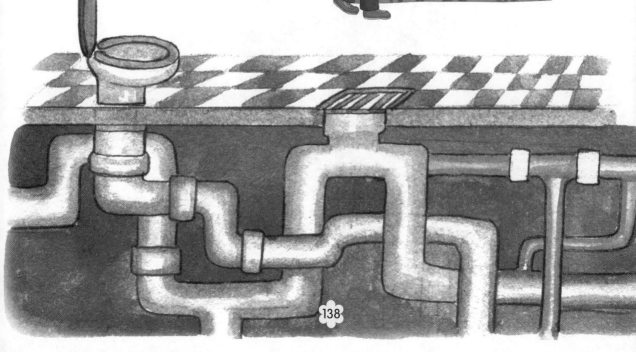

泌尿系统的成员

泌尿系统由肾脏、输尿管、膀胱及尿道组成。人体这台"机器"每天会产生很多"垃圾"，就是吃下去的食物也有很多有害物质，这些"垃圾"和有害物质很大一部分是通过泌尿系统排出去的。

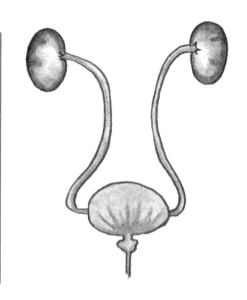

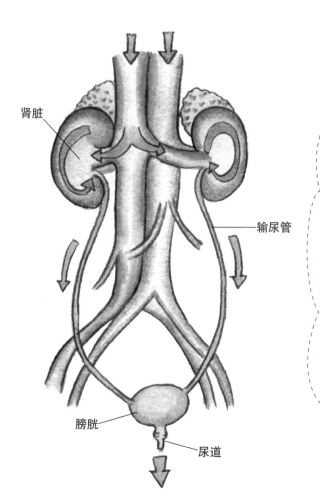

肾脏

输尿管

膀胱

尿道

分工合作

肾：当血液流经肾时，化学物质残渣和水分被排出，尿液产生了。

输尿管：将尿液自肾脏导流到膀胱，输尿管上的活瓣可以防止尿液倒流回肾脏。

膀胱：储存尿液，当膀胱充满尿液时，我们就会想排尿。

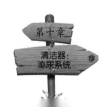

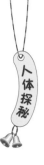
人体探秘

皮质
髓质
肾盂

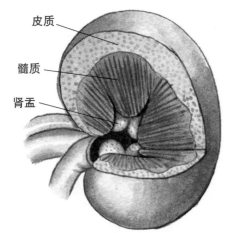

肾的结构

肾是最重要的泌尿系统器官，它由皮质、髓质和肾盂组成。其中皮质和髓质是尿液产生的地方，肾盂则运送尿液进入输尿管，输尿管再将尿液运送到膀胱。

膀胱的特点

膀胱位于盆腔内，上面连着输尿管，下面接着尿道。膀胱的形状、大小和膀胱壁的厚薄随着所储存的尿量多少而变化。

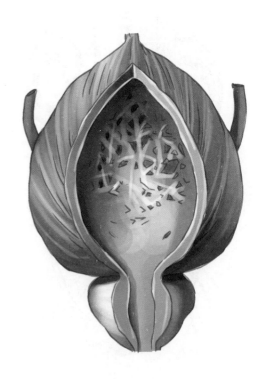

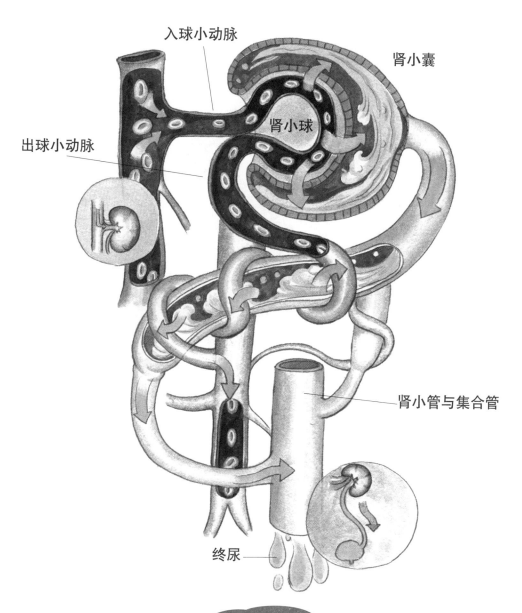

入球小动脉

肾小囊

出球小动脉

肾小球

肾小管与集合管

终尿

尿液的产生

　　我们的肾有很多过滤单元——肾单位，每个肾单位由肾小体和肾小管组成，肾小体由肾小球和肾小囊组成。被肾小球过滤后的液体流进肾小囊形成原尿。原尿流进肾小管时，对人体有用的物质被肾小管重新吸收送回血液，废弃物则残留在肾小管里。当过滤和重新吸收过程完成之后，残留在肾小管里的液体就是尿液。

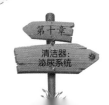

第十章

清洁器：
泌尿系统

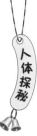

为什么会尿床？

尿液被像袋子一样的膀胱装着，在"袋子口"有个"盖子"，叫做膀胱括约肌。我们就是通过膀胱括约肌来控制排尿的。

当我们清醒时，大脑会时刻提醒"盖子"要盖紧，不能让尿液流出来。但是，到了晚上睡觉之后，如果大脑疏忽的话，我们就会"画地图"了。

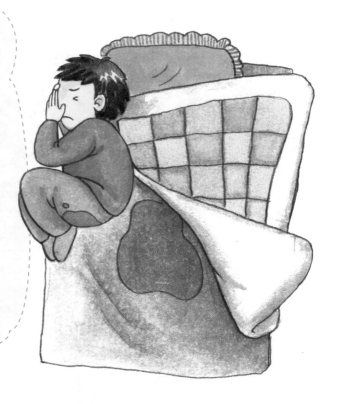

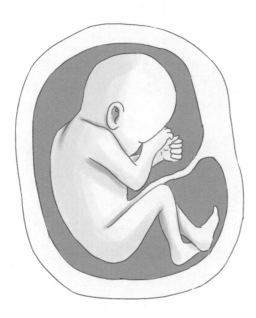

胎儿会尿尿吗？

人在未出生前，就有了泌尿功能。胎儿会不停地进行新陈代谢，只是这时候产生的废弃物通过胎盘进入母体，再由母体排出体外。

人体的清洁站

肾脏是我们的清洁站，因为它每小时都要把我们的血液过滤两遍，它把没用的代谢废弃物以及血液的潜在毒素排出体外。

只有一个肾还能活吗？

科学家通过对肾病患者的手术研究发现，如果把人的双侧肾脏切去六分之五至八分之七，肾脏里残余的肾小球体积会增大。这说明，切去了一个肾脏，另一个肾脏每个肾单位的功能会逐渐承担起失去的肾脏的功能。因此，失去一个肾的人也能活着。

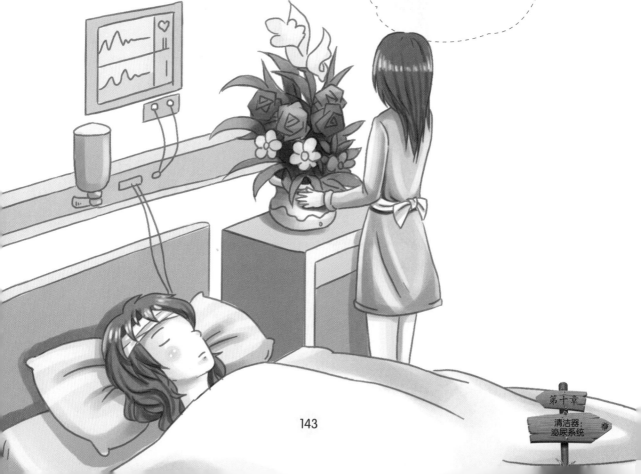

第十章

清洁器：
泌尿系统

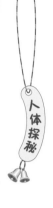
人体探秘

第十一章

这些小问题，我不怕

在生活中，我们总会遇到与身体、心理相关的小问题，但是别着急，不用怕，保持平和的心态，按照正确的方法去改正。看，我的绝招怎么样？

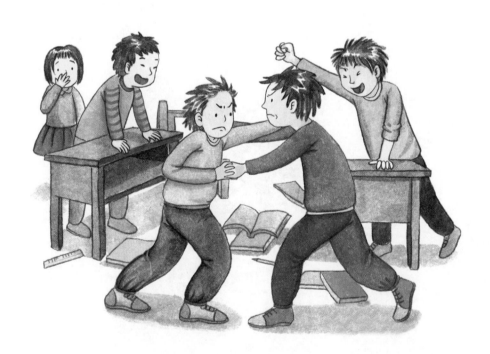

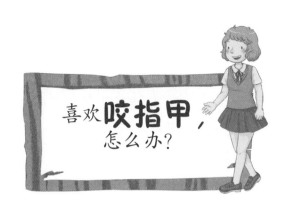

喜欢**咬指甲**，
怎么办？

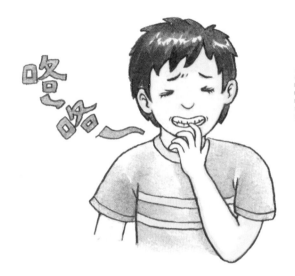

咯咯～

为什么要咬指甲？

当一些人感到紧张的时候，就会不自觉地咬起指甲。这其实都是本能的动作。虽然这种行为能被理解，但如果有这个习惯，最好还是要纠正。因为咬指甲不仅会让指甲变形，影响美观，还会"吃"下很多细菌，引发疾病。

可以这么做

感到紧张时，你可以握紧拳头，同时深呼吸。这样就会吸入充足的氧气，可以缓解心里的紧张感。久而久之，咬指甲的坏习惯就会被纠正过来。

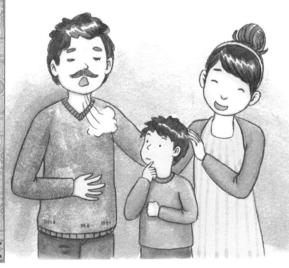

第十一章
这些小问题，
我不怕

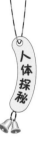

为什么不能只吃喜欢的菜？

有些小朋友只喜欢吃肉，不喜欢吃青菜，这样做很不好！

挑食危害大

我们的身体需要各种营养，如果只吃自己喜欢的食物，营养就不全面，这样就会妨碍身体的健康。比如，只吃肉不吃蔬菜，肠道里的纤维质就很少，肠子就可能被堵起来，从而无法正常排便。

可以这么做

平时注意锻炼身体，多运动，这样才有好胃口。还可以建议妈妈把饭菜做得多样化些，并注重营养搭配。

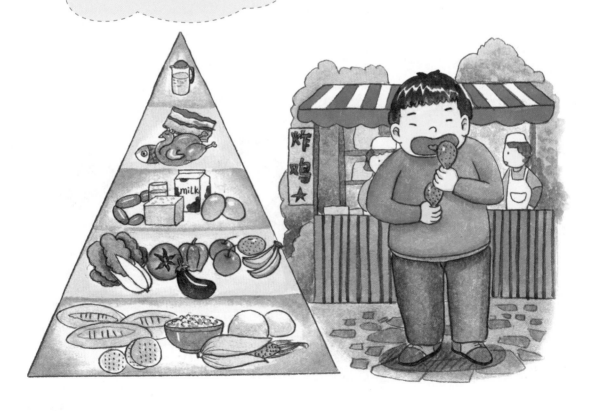

146

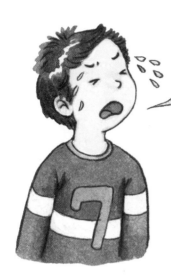
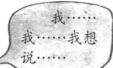
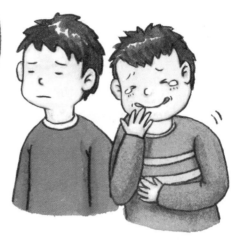

有些小朋友说话总是结结巴巴的，一个词语有时候要说好几遍。如果遇到这样的情况，该怎么办？

说话结巴
怎么办？

不要太紧张

5岁之前，说话结巴是正常现象。因为2～5岁时，小朋友的接受能力很强，但是因为词汇有限，所以表达不出来。结果一着急，就结巴起来了。当然，一定不要去模仿结巴的人说话，要不然自己就可能变成小结巴了。

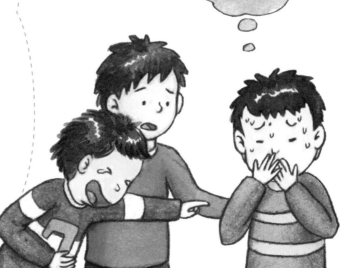

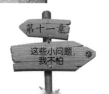

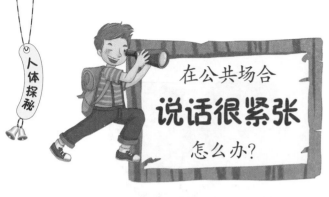

在公共场合 说话很紧张 怎么办?

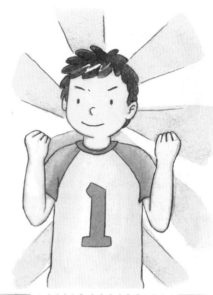

老师让多多上台发言，可是他紧张得不行，站在台上很久都憋不出几句话，唉，这下可是糗大了！

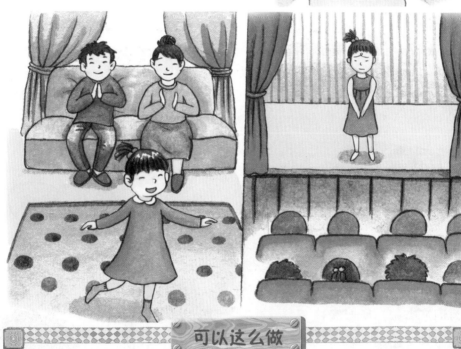

可以这么做

很多人上台发言或表演，都会紧张，但是没关系，这是正常反应。不过，紧张也可以克服。首先是要树立自信心，对自己说"我是最棒的"；其次，在台上表演或讲话的时候，不要和观众发生眼神交流，把自己的视线定格在观众的头顶，这样就能缓解紧张情绪。

148

明明今年 7 岁了，但他一直有一个难以启齿的秘密——有时还会在床上"画地图"，这可伤透了他的脑筋。

现在还**尿床**怎么办？

可以这么做

尿床不可怕，只要养成良好的生活习惯就能克服掉。比如，在睡前三个小时不要喝太多的水，睡觉前再上次厕所。另外，还可以请妈妈夜里叫自己上厕所。这样，你就可以睡一个舒舒服服的好觉了。

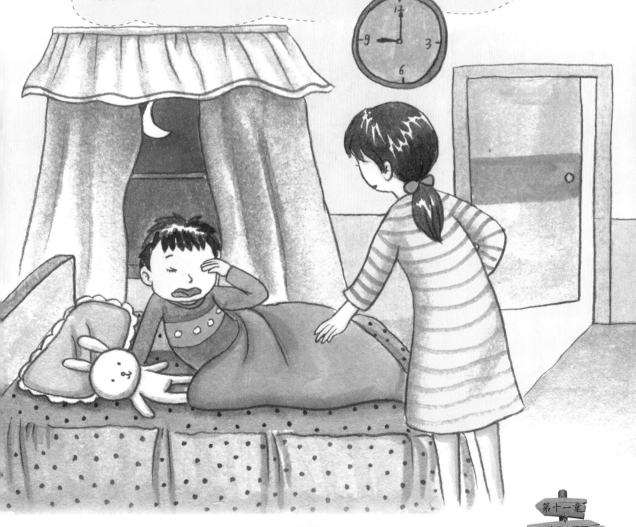

第十一章
这些小问题，我不怕

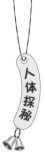

被高年级**同学欺负，**怎么办？

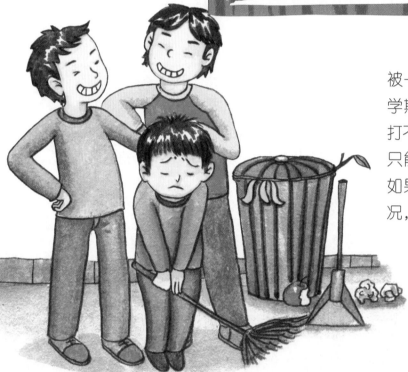

前几天，浩浩被一个高年级的同学欺负了。浩浩既打不赢，又骂不赢，只能忍气吞声了。如果你遇到这种情况，该怎么办？

可以这么做

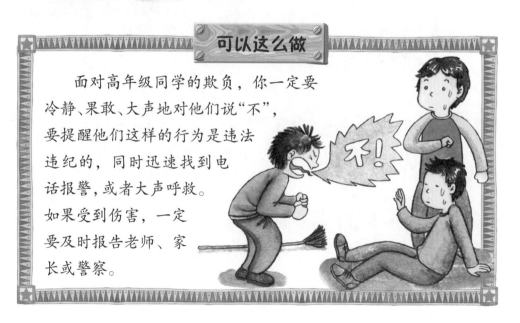

面对高年级同学的欺负，你一定要冷静、果敢、大声地对他们说"不"，要提醒他们这样的行为是违法违纪的，同时迅速找到电话报警，或者大声呼救。如果受到伤害，一定要及时报告老师、家长或警察。

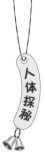人体探秘

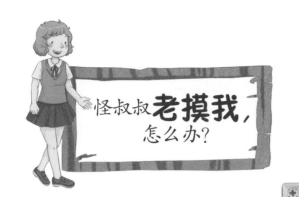

怪叔叔**老摸我**，怎么办？

小雨今年9岁了，有一件事情很让她烦恼，因为隔壁的王叔叔经常要摸她的屁股，她该怎么办呀？

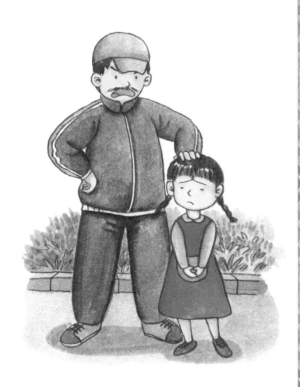

可以这么做

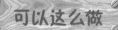

在没有父母同意的情况下，不能随便跟别人走，哪怕是熟人。如果有人用手或者其他部位触碰你尿尿的地方，或者在你身上乱摸，不要害怕，一定要大声呼救，并且告诉家长或报警。

坏人在侵犯孩子之后，通常会以"不要告诉你妈妈，不然……"之类的话相威胁。小朋友如果遇到这种情况时一定要在第一时间告诉家人，而且要敢于对他们的威胁说"不"。

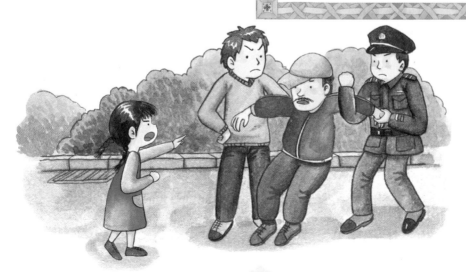

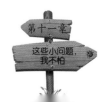
第十一章
这些小问题，我不怕

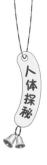

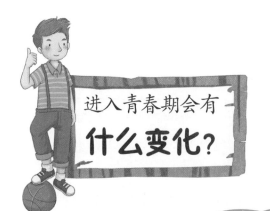

进入青春期会有什么变化？

什么是青春期？进入青春期后，会发生什么变化呢？很多人都有这样的疑问。

青春期的变化

青春期是男生、女生生殖器官发育成熟的一个时期。在这个时期里，我们会快速长高，女孩的乳房会逐渐发育，会来月经；男孩的嗓音会变粗，阴茎、睾丸变大，晚上睡觉还会遗精。这些都是人类的"第二性征"。

进入青春期后，我们还会出现强烈的欲望，易冲动，这时要学会用理智控制自己的欲望和情绪。

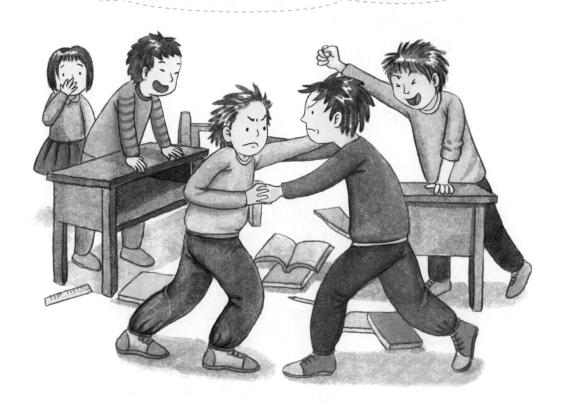

刚刚参加过激烈的体育活动，我们常常会感觉胳膊和腿又酸又痛。这时候，我们该怎么办呢？

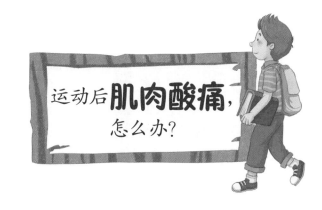

运动后**肌肉酸痛**，怎么办？

消除肌肉酸痛的办法

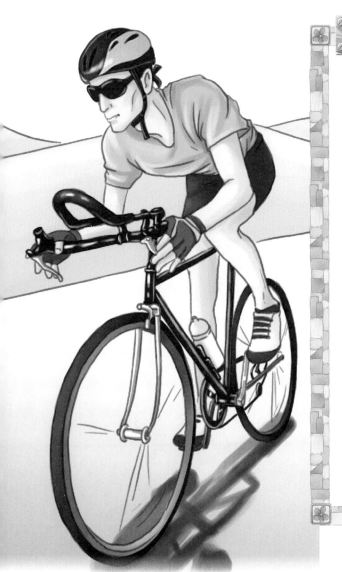

运动后，我们可以采用一些积极性恢复手段，如做一些压腿、展体等活动，使肌肉伸展、放松，改善肌肉组织的血液循环，以缓解肌肉疼痛。

出现肌肉疼痛症状后，不能立即停止运动，而应当继续坚持，只是运动的强度要小一些，时间稍短一点。这样坚持几天，疼痛症状就会消失。

另外，我们还可以配合使用按摩、热敷，或冲热水澡等恢复手段，加快肌肉不适感的消除。

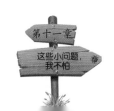

第十一章
这些小问题，我不怕

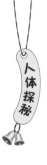

很多小朋友都会有这样的体会：蹲久了再猛地站起来，便会感头晕眼黑。但是过几秒钟之后，又一切恢复正常了，这是怎么回事？

起身时**眼前一黑**，怎么办？

供血不足是主要原因

当我们蹲着时，下肢因挤压而缺血。当我们突然站起来时，下肢血管恢复畅通，血液会大量往下肢涌去，头部突然供血不足，因此会出现眼前发黑的症状。

可以这么做

遭遇这种情况不要惊慌，因为过几秒钟，就能恢复正常了。当然，这种情况也是可以避免的。我们蹲久之后想要站起来时，动作尽量慢点。

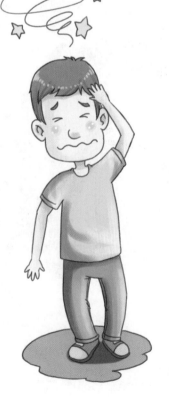

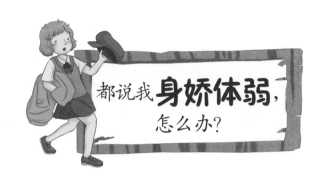

都说我**身娇体弱**，怎么办？

很多小朋友都不喜欢锻炼身体，再加上饮食不合理，导致身娇体弱。面对这种情况，该怎么办？

骨骼是关键

对于青少年来说，强壮的骨骼是成长的关键。因为青少年的骨骼正处于发育阶段，骨骼软，容易变形，因此更应该注意骨骼的健康。

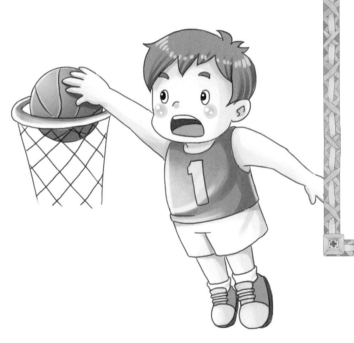

强健骨骼好方法

保持膳食平衡。由于青少年处于骨骼发育期，需要大量的钙、磷、维生素D和其他营养成分，因此要摄入足够的钙和磷。乳制品、豆制品、鱼类和绿色蔬菜等，都是钙和磷的良好来源。

坚持锻炼身体。体育运动能使人体的骨骼更加强健，打打篮球、踢踢足球都是很好的选择。

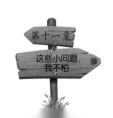

图书在版编目（CIP）数据

人体探秘/九色麓主编 . —— 南昌：二十一世纪出版社集团，2017.10
（奇趣百科馆；8）
ISBN 978-7-5568-2883-8

Ⅰ.①人… Ⅱ.①九… Ⅲ.①人体－少儿读物 Ⅳ.① R32-49

中国版本图书馆 CIP 数据核字 (2017) 第 170699 号

人体探秘　九色麓 主编

出 版 人	张秋林	
编辑统筹	方　敏	
责任编辑	刘长江	
封面设计	李俏丹	
出版发行	二十一世纪出版社（江西省南昌市子安路 75 号　330025）	
	www.21cccc.com　cc21@163.net	
印　　刷	江西宏达彩印有限公司	
版　　次	2017 年 10 月第 1 版	
印　　次	2017 年 10 月第 1 次印刷	
开　　本	787mm×1092mm　1/16	
印　　数	1-8,000 册	
印　　张	9.75	
字　　数	90 千字	
书　　号	ISBN 978-7-5568-2883-8	
定　　价	25.00 元	

赣版权登字 —04-2017-685

（凡购本社图书，如有缺页、倒页、脱页，由发行公司负责退换。服务热线：0791-86512056）